女性ホルモンが整う

オトナ女子の睡眠ノート

日本睡眠学会所属医師
坪田 聡

SOGO HOREI PUBLISHING CO., LTD

はじめに

人間の世界では、約半分が女性で、残りの約半数が男性です（一部、両方の性を兼ね備えている人や、性を超越している人もいますが、話がややこしくなるので、ここでは考えないでおきます）。男女は見た目が大きく違いますが、価値観や職業への適性などにも違いがあると言われています。

例えば、「女らしい」という言葉には優しく美しく穏やかというイメージがあり、「男らしい」といえば豪快で荒々しいことを指します。また、職業で見ると、看護師さんや保育士さんは女性が多く、肉体労働をする人は男性が多くなっています。

このような心理的および社会的な男女の違いは、おそらく脳の作りや働き方が違うからでしょう。女性は男性に比べて、文章を読んだり言葉を巧みに使って話したりする言語能力や、他人の気持ちを読み取って適切な感情で対応し、良い人間関係を築く

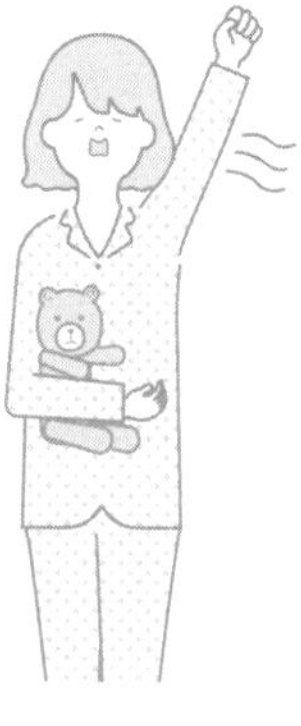

ことなどに長けています。一方、男性は女性よりも、物事をルールに従って論理的にとらえることや、空間を認識する能力が優れています。

また、月経のある女性は、月経周期に合わせて精神状態が周期的に変化します。これは、女性ホルモンであるエストロゲン（卵胞ホルモン）とプロゲステロン（黄体ホルモン）の量と比率の変化がもたらしています。

私はこれまで、睡眠に関する本を10冊以上書いてきました。韓国や台湾、ベトナムの言葉に翻訳されたものもあります。ところが、うかつなことに男女の差に注目して、睡眠について書いたことがありませんでした。

確かに、睡眠にもいくつかの男女差があります。例えば、睡眠時間の統計を見てみると、世界のほとんどの国で女性の方が男性よりも長くなっています。ところが、日本では、ほとんどの年齢層で女性の方が男性よりも、短い睡眠時間しかとれていません。

また、月経に関連した女性特有の睡眠の問題もあります。貧血や甲状腺機能低下症など女性が多くかかる病気によって、睡眠が障害されることもあります。

このようなことに気がついて、このたび女性に特化した睡眠の本を書くことになりました（もちろん、女性を理解する手がかりとして、男性にも読んでいただきたいです）。

本書は7つの章からなります。

はじめの「第1章　睡眠ってなに？」では、睡眠の目的やメカニズム、種類、発達のほかに、男女の睡眠の違いや女性の睡眠の特徴、女性の睡眠の大切さについて解説します。

次の「第2章　睡眠の病気」では、月経や妊娠、出産に関連した女性に特有の睡眠障害や、貧血や関節リウマチなどの女性に多い病気が起こす睡眠障害、育児をしているお母さん向けに子どもの睡眠障害などを取り上げます。

良い睡眠をとるコツは、正しい生活習慣と快適な寝室の環境です。「第3章　正しい睡眠のための生活習慣」には、睡眠に大切な光のコントロールや運動、食事、入浴、喫煙、飲酒などについて、おすすめの方法が書いてあります。睡眠に悩みがある人は、できることを今日からやってみましょう。

さらに「第4章　正しい睡眠のための寝室の環境」では、寝室の温度や湿度、明るさ、音、枕、マットレスなどの調整方法を解説します。寝室の環境を整えることで、確実に睡眠の質は良くなります。

女性は家庭で調理を担当することが多いと思われます。「第5章　正しい睡眠のための食生活」では食事の仕方や避けるべき食材、睡眠を良くする食材などを取り上げます。料理を作るときの参考にしてください。

「睡眠時間が足りていないのだけど、どうしてもこれ以上の睡眠時間を確保できない」という方は、「第6章　短時間でも質の良い睡眠をとる方法」をじっくりお読みください。小腹がすいたときの対処法やストレスを軽くするアイデア、快眠のツボなどは、今日からすぐに実行できると思います。

最後の第7章は「困ったときの対処法」です。夏や冬の快眠法、スッキリ早起きする方法、子どもの寝かせ方、睡眠薬の止め方などを取り上げました。ぜひ、参考にしてください。

睡眠はとても個性的なものです。必要十分な睡眠時間だけでも、人によって異なります。女性の睡眠に特化したこの本を通して、あなたが最良の睡眠をとるお手伝いをしたいと思っています。良い睡眠は充実した人生の基本です。ぜひ、ぐっすり眠って最高の人生を過ごしてください。

目次

第2章 睡眠の病気

第3章 正しい睡眠のための生活習慣

喫煙 109
飲酒 111
昼寝 113
ストレス対処法 115
呼吸法 118
筋弛緩法 120
睡眠日記 122
眠れないときは寝床を出る 124
季節で眠る場所を変える 125

第4章 正しい睡眠のための寝室の環境

第5章 正しい睡眠のための食生活

第6章 短時間でも質の良い睡眠をとる方法

ホワイトノイズ 196
快眠のツボ押し 198
自己覚醒法 202
目のまわりの保温 205
分割睡眠 206

第7章 困ったときの対処法

ブックデザイン　荻原佐織（PASSAGE）
イラスト　木村　勉
DTP・図表　横内俊彦
校正　矢島規男

第1章

睡眠ってなに？

いつも不調なのは睡眠が原因？

思い当たる節がないのに、なぜだか体がだるかったりやる気が出なかったりすることはありませんか？　もしかするとそれは、きちんと睡眠がとれていないからかもしれません。「睡眠不足がたまっていれば、眠気が強いはず」と思うかもしれませんが、そうとも限りません。睡眠不足がひどくなると、脳の働きが落ちて眠気を感じなくなることがあるからです。そんなときは、疲労感や倦怠感が強くなったり、意欲がなくなって無気力に陥ったりします。また、協調性がなくなり、攻撃的にもなるので、周囲から浮き上がることもあります。

体にも変調を来します。良い睡眠がとれていないと、食欲不振や胃腸障害、筋肉痛を訴えることもあります。さらには、不安や抑うつ気分が強くなることもあります。

思春期前の子どもの場合は、睡眠不足がひどくても自分から眠気を訴えないことがあります。そのような場合でも、不機嫌や注意力散漫、食欲不振など、眠気が原因と思われる異常な行動が見られます。

睡眠に問題があると、病気にもかかりやすくなります。睡眠不足が続くと、夜遅い時間にカロリーが高いものを食べやすいので、肥満や糖尿病、脂質異常症の原因になります。ぐっすり眠れると夜に血圧が下がるのですが、睡眠の状態が悪いと血圧が十分に下がらないため高血圧症になります。睡眠と気分のコントロールには密接な関係があるので、睡眠時間が足らなかったり睡眠の時間帯がバラバラだったりすると、うつ病になる確率が高まります。

睡眠は懐《ふところ》具合に影響を与えます。日本の企業で行われた調査によると、睡眠の問題が原因で起こる作業効率の低下は、男性ひとり当たり年間25万5600円、同じく女性は13万7000円でした。これを日本全体にあてはめると、睡眠障害による経済的損失は、年間3兆4694億円にも達していると考えられました。これは、当時の国内総生産（GDP）の0・7％が失われていることになります。

私たちは1日の3分の1も眠っているわけですから、睡眠が体調に影響しないわけがありません。体の不調を感じている人は、すぐに睡眠を見直しましょう。

睡眠の目的・役割

私たちはなんのために眠るのでしょうか？　細菌や植物が眠るかどうかは分かりませんが、昆虫や魚もそれなりに眠ります。弱い立場の動物は、眠って動かない間に強い動物に食べられる危険があります。そんな危険を冒してまで眠るということは、睡眠は動物にとって絶対に必要ななにかがあるということです。

これまでたくさんの研究が行われてきましたが、睡眠の目的をひとつに絞り込むことは難しいようです。ここでは、睡眠中に体で起きていることから、睡眠の目的を探ってみます。

眠りにつく少し前から体温が下がってきます。睡眠中はさらに下がって、目覚める少し前から再び体温が上昇します。起きているときに一生懸命働いた脳は、熱を持ちます。放っておくとオーバーヒートして脳が壊れてしまうので、睡眠によって脳の温度を下げているようです。

深い睡眠は、寝ついてから3時間ほどの間に多く現れます。このときに成長ホルモンが大量に分泌されます。成長ホルモンは子どもでは成長を促すホルモンですが、大人でも大切な働きをします。成長ホルモンは、たんぱく質の合成を促す働きがあり、細胞の新生や修復、疲労回復に役立っています。つまり、睡眠は心身のメンテナンスの時間でもあるのです。

睡眠不足が続くと、風邪をひいたりニキビが増えたりしませんか？　睡眠中には、ウイルスや細菌をやっつける免疫の働きが高まります。以前、動物を眠らせないとどうなるかを見る実験が行われました。その実験で死ん

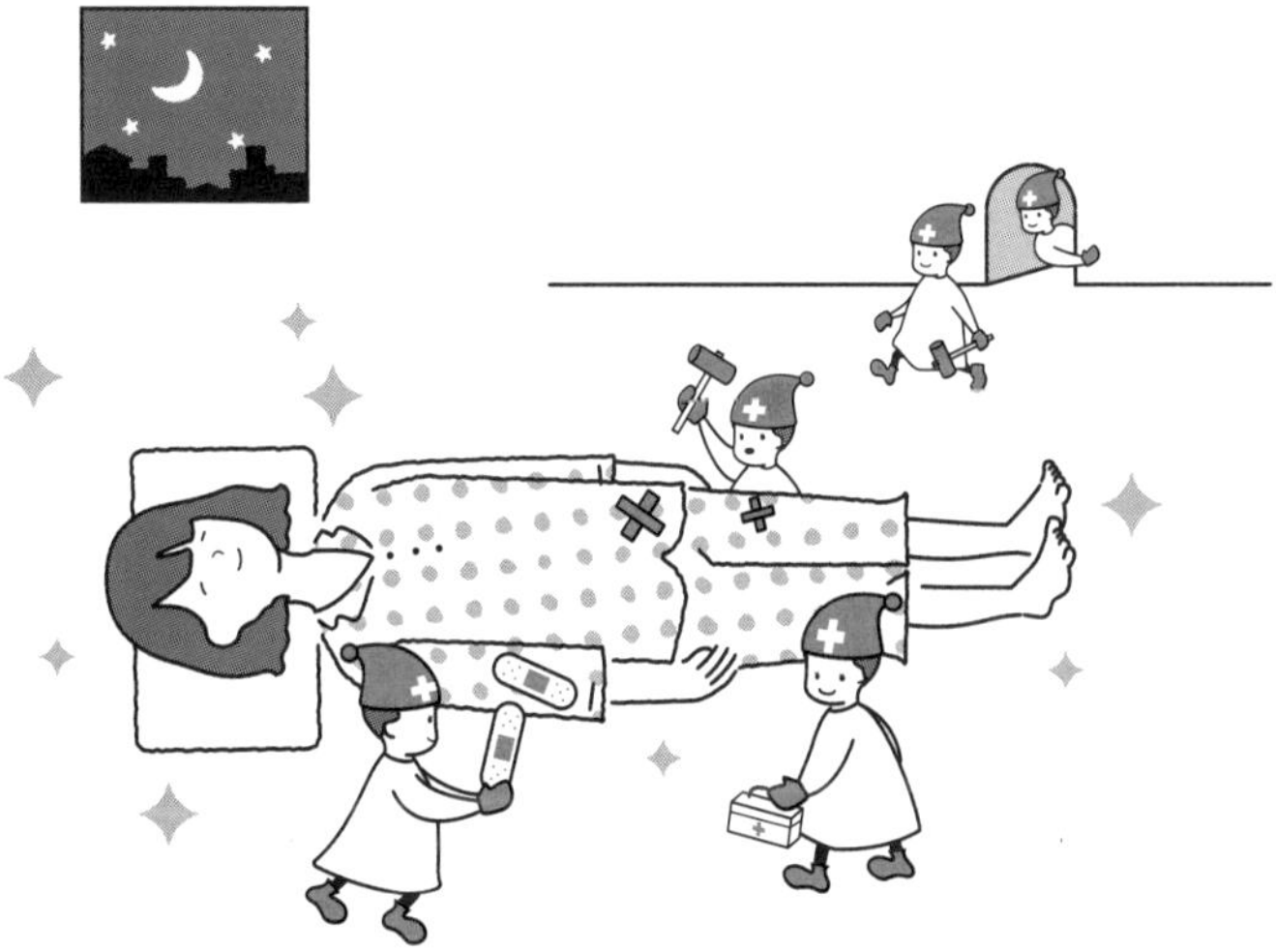

だ動物の体を調べると、全身に感染症が見られました。これは、睡眠がとれないと免疫力が弱まって、細菌が体に侵入し命を脅かすことを示しています。

記憶力は眠っている間に高まります。試験の前に一夜漬けで勉強をすると、試験ではうまくいってもその後、記憶したことをどんどん忘れてしまいませんか？　起きている間に見たり聞いたり感じたり考えたりしたことは、眠っている間に必要なものは記憶として残り、不要なものは捨てられていきます。そのため、勉強して覚えてもそのあと眠らなければ、記憶として残らないということです。きちんと眠るからこそいろいろな経験が記憶に残り、私たちは生きていけるのです。

「眠る」と「寝る」の違い

普段、何気なく使っている「眠る」と「寝る」ですが、どう違うのでしょうか？　まず、三省堂から出ている『大辞林（第三版）』で、２つの言葉の意味を調べてみましょう。

★「眠る」

①心身の活動が一時的に休止し、目を閉じて無意識の状態になる。ねる。
②死ぬ。また、死んで埋葬されている。
③（能力・価値などが）活用されない状態である。
④活動をやめて静かである。
⑤目をつむる。目を閉じる。

★「寝る」

①「眠る①」に同じ。

②寝床に入る。床《とこ》につく。就寝する。

③異性と同衾《どうきん》する。共寝する。

④横たわる。

⑤資金や商品が活用されない状態にある。

⑥味噌《みそ》・醤油《しょうゆ》・酒などがよく仕込まれた状態である。

「眠る」と「寝る」の①を比べて分かるように、一般的に2つの言葉は同じく「心身の活動が一時的に休止し、目を閉じて無意識の状態になる」ことを表わしています。ほかの辞書を見ても、おおむね眠ると寝るは同じ意味のようです。

とはいえ、本書ではこの2つの言葉に、少し違った意味を持たせています。

まず、「眠る」ですが、これは「心身の活動が一時的に休止し、目を閉じて無意識の状態になる」ことを表わします。英語で言えば「sleep」です。一方、「寝る」は基本的に

「横たわる」の意味で使います。英語の「lie」の感じです。ただし、「寝つく」「寝入る」「寝込む」「寝起き」などは完成された単語なので、そのまま使います。

私の勝手な解釈で申し訳ありませんが、本書での「眠る」と「寝る」の微妙な使い分けをご理解ください。

眠気のメカニズム

睡眠中でも、脳の機能がすべて止まるわけではありません。眠らせるための脳が働いているからこそ、私たちは眠ることができるのです。

では、どういう仕組みで眠くなるのでしょうか?

眠気を決める2大要因は、「睡眠促進物質」と「体内時計」です。

長い時間、運動を続けていると、筋肉に疲労物質がたまって、十分な力が発揮できなくなります。脳でも同様のことが起こり、脳が働く時間と量に比例して、睡眠促進物質がたまってきます。現在、睡眠促進物質としては、プロスタグランディンやサイトカイン、神経ペプチドなどが知られています。

睡眠促進物質が増えすぎると脳が壊れてしまうので、睡眠促進物質の産生を止めて分解するために、脳の働きを止めて眠る必要があります。このメカニズムを「恒常性《こうじょうせい》維持《いじ》機《き》

恒常性維持機構と生体リズム

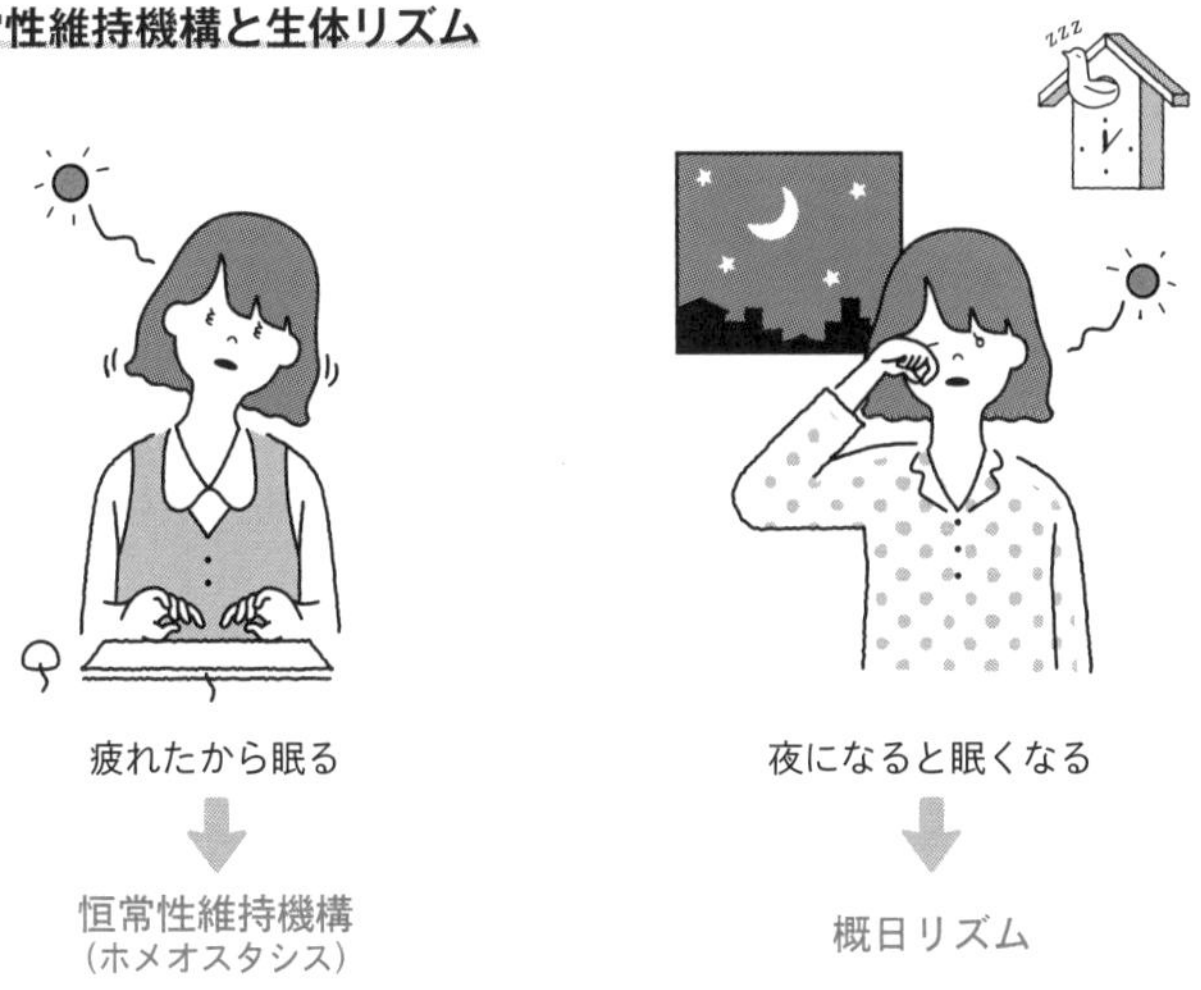
疲れたから眠る
恒常性維持機構
（ホメオスタシス）
夜になると眠くなる
概日リズム

構《こう》（ホメオスタシス）」と呼びます。徹夜明けのときに深く長く眠るのは、主にこのメカニズムによるものです。

一方、真っ暗な実験室で生活していても、人間はある程度、規則正しく眠ったり目覚めたりします。これは、体に組み込まれている体内時計のリズムに従って、生きているからです。体内時計は脳にある「中枢《ちゅうすう》時計」と、体中の細胞に組み込まれた「末梢《まっしょう》時計」がありますが、私たちの中枢時計の1日は、24～25時間周期です。

体内時計の周期に従って、夜に眠くなり、朝には自然と目覚めるリズムを、「概日《がいじつ》リズム」と言います。概日とは「およそ1日」の意味です。徹夜明けの朝に眠気が少し軽くなるのは、この概日リズムによるものです。また、人間は睡眠だけでなく、体温や血圧、脈拍、ホルモンの分泌、免疫なども概日リズムの影響を受けています。

睡眠促進物質と体内時計のほかにも、眠気の強さを決めるものとして、ストレスや悩みなどの精神的な要因、光や音などの環境要因、さらには病的要因などがあります。

睡眠の種類

睡眠中の脳波には、一定のリズムがあります。寝ついてから次第に睡眠が深くなり、最も深くなってしばらくすると、今度はだんだん浅くなってきます。多くの人で睡眠の周期は約1・5時間であり、それが一晩に4〜5回ほどくり返されます。

睡眠が浅くなったところで目が覚めると、眠気が少なくスッキリ起きられます。ですから、寝ついてから6時間や7時間半、9時間たった頃に目覚ましをセットしておくと、心地よい朝を迎えられます。

睡眠は深さによって、3つあるいは4つの段階に分けられていますが、性質の面では2つに分けられています。それは、レム睡眠とノンレム睡眠です。レム睡眠とはRapid Eye Movementの頭文字で、眠っているのに目玉が盛んに動いている状態です。

ノンレム睡眠中は、脳全体の活動が少なくなるので、脳が休んでいる状態です。脈拍数

猫のレム睡眠とノンレム睡眠

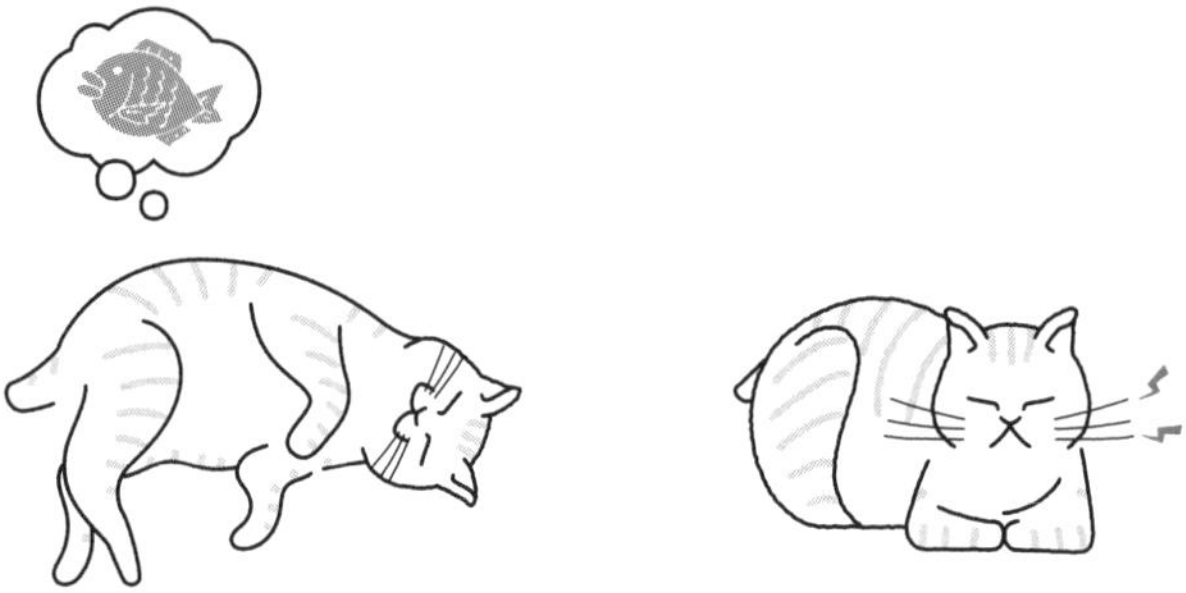

レム睡眠　　ノンレム睡眠

や血圧、呼吸数も減り、内臓も休んでいます。猫があごを前脚にのせるなどして、行儀よく眠っているときの睡眠がこれです。

ノンレム睡眠中には、成長ホルモンが分泌されたり、病原菌やウイルスに対する抵抗力が強化されたりします。成長ホルモンは、子どもを成長させるだけでなく、日中に痛んだ細胞をメンテナンスしてくれるので、大人にとっても大切なホルモンです。

眠り始めには少ないレム睡眠も、朝に近づくにつれて増え、睡眠周期の2〜3割を占めるようになります。レム睡眠中は、ほぼ全身の筋肉がゆるんで、体が休んでいます。猫が横に倒れて眠っているときが、この状態です。

しかし、脳は起きているときと同じくらい、盛んに活動しています。レム睡眠中に目が覚めると、夢を思い出しやすくなることから、このときに記憶を定着させたり、起きているときの行動のシミュレーションをしたりしていると考えられています。

睡眠の発達・年齢的変化

生まれたばかりの新生児は1日中、眠ったり目覚めたりをくり返しています。この時期の赤ちゃんは体内時計が未熟なため、外界の明暗リズムと関係なく1日が進行します。そのうち明暗リズムや周囲の人との接触によって体内時計が発達し、生後4カ月頃から外界リズムと睡眠・覚醒のパターンが合うようになってきます。

成長とともに、1日の総睡眠時間も短くなってきます。新生児は毎日16時間も眠っていますが、1歳になると13時間、2~3歳で12時間、3~5歳で11時間になります。学校へ行くようになると部活動や塾通い、友達関係などのため、睡眠時間が削られていきます。子どもの健全な成長のために望ましい睡眠時間は、小学校低学年で10時間、小学校中学年~中学生で9時間、高校生で8時間と言われています。

大人になると就寝時刻が遅くなり、総睡眠時間が短くなります。2015年にNHK放

男女年代層別の睡眠時間

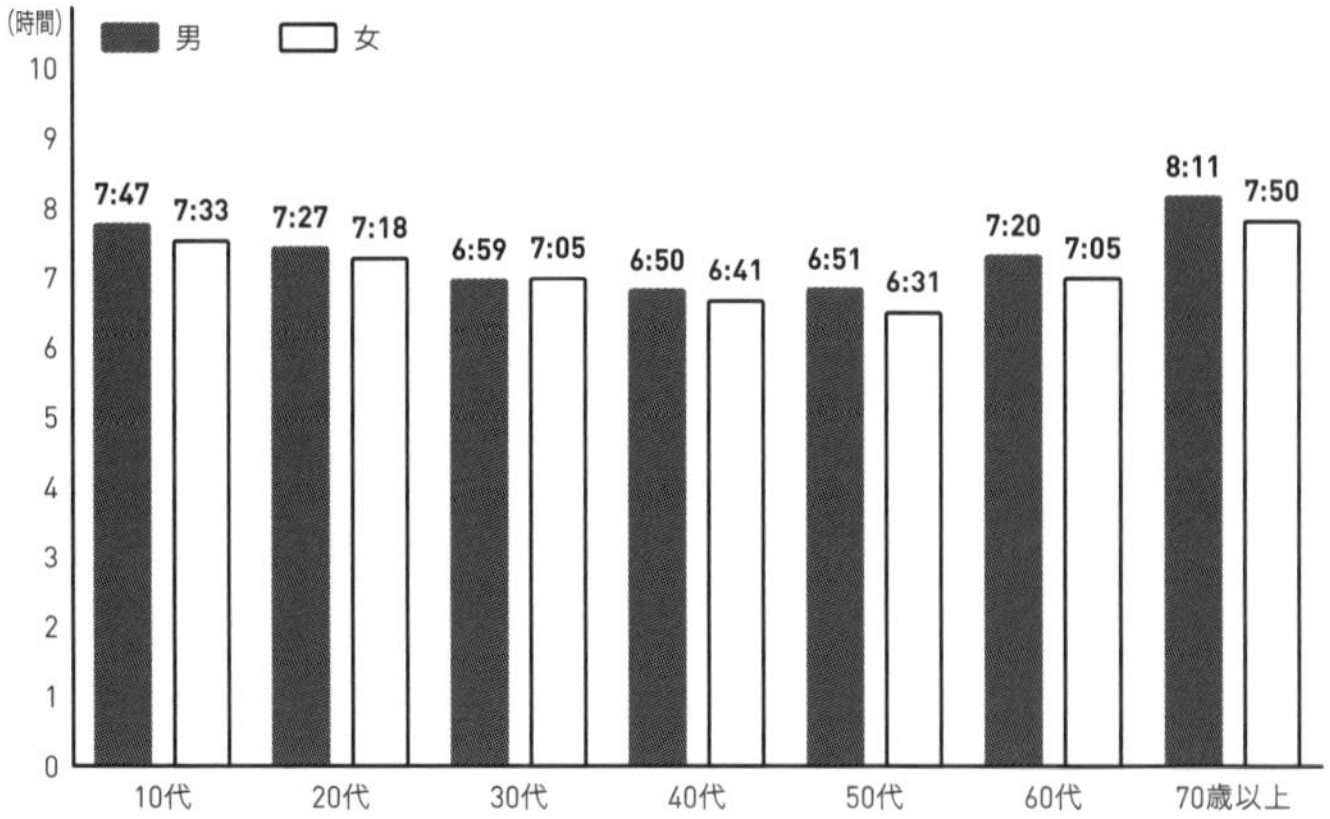

「2015年国民生活時間調査報告書」NHK放送文化研究所より著者作成

送文化研究所が行った国民生活時間調査によると、平日の平均睡眠時間が最も短い年代は、女性が50歳代、男性は40歳代でした。そのあと年齢とともに睡眠時間は延びて、70歳以上になると10歳代よりも長くなります。

睡眠の内容も年齢とともに変化します。大人の睡眠は脳波の状態からレム睡眠とノンレム睡眠に分けられますが、赤ちゃんではまだ脳波がはっきりしていないので、レム睡眠やノンレム睡眠の代わりに「動睡眠《どうすいみん》」と「静睡《せいすい》眠《みん》」に分けられています。

動睡眠のときには、顔や手足の筋肉がピクピク動いたり呼吸が不規則になったりします。文字通り、動きが見られる睡眠状態というわけです。動睡眠では体が休息している一方で、脳は活発に働いて神経ネットワークが発達します。新生児から乳児の頃に総睡眠時間の半分を占めている動睡眠は、2歳頃になると大人と同じレム睡眠に変わり時間も短くなっていきます。

静睡眠のときには体や目玉は動かず、呼吸や脈拍もゆっくり規則的です。脳が休息してぐっすり眠っている状態と言えます。静睡眠は成長するとノンレム睡眠に変わってきます。

幼児期にはノンレム睡眠の中でも深い睡眠が増え、熟睡量は一生のうちで最も多くなります。深いノンレム睡眠中に出る成長ホルモンの量も最大となり、体が急速に大きくなります。思春期になると睡眠中に性腺刺激ホルモンも分泌され始め、性的な成熟が進みます。外から見ればただ眠っているだけですが、体の中ではいろいろなことが起こっているのです。

高齢者になると「眠らせる脳」も老化して睡眠力が弱まるので、睡眠の質が悪くなります。深い睡眠が減って夜中に目覚めやすくなり、再び眠ることも難しくなります。寝ついてから早い時間にレム睡眠が現れ、睡眠の後半ではレム睡眠の時間が短くなるので、あまり夢を見た気がしなくなってきます。

女性と男性の睡眠の違い

女性と男性では、脳の働きが少し違っています。一般的に女性は、男性と比べて直感や感性が優れています。一方、男性は女性よりも論理的思考に優れています。この違いは、脳の発達の仕方に違いがあるためです。睡眠と覚醒も、脳によってコントロールされています。そのため、睡眠にも女性と男性で異なる点があります。

まず、乳幼児期は、男の子はぐずったりしてよく眠れないことが多いのに対して、女の子は睡眠時間が男の子より長く、静かに眠ります。女の子の睡眠パターンが安定していることが、男の子に多い「乳児突然死症候群」が女の子では少ない原因だと言われています。

学校へ行くようになっても、女の子の睡眠は安定しています。男の子と比べて、夜中に目覚めることが少なく、深い睡眠が多く、長い時間眠ります。ただし、月経が始まると、不眠を訴える子が増えてきます。

青年期の男性は夜更かし・朝寝坊になりやすいのですが、女性は強い夜型になることは多くありません。若い女性は夜中に目覚めることが少なく、睡眠の効率も良いのですが、寝つきの悪さを感じることは男性よりも多いようです。

大人になっても客観的に見て、男性より女性の方が良い睡眠をとっています。睡眠の検査を行うと、女性は寝つきが良く、深い睡眠が多く、長い時間眠ります。徹夜したあとには男性より深く眠って、睡眠不足を解消する力が優れています。ところが、なぜか成人の女性は、あまり自分の睡眠に満足せず、不眠の訴えが男性よりも多くきかれます。

不眠症についても、女性と男性では違いがあります。

日本で不眠症の患者さんの割合は、女性が22・3～20・3％、男性は20・5～17・0％で、女性に1～2割ほど多く見られます。重症度で見ても、女性の方が男性よりも重症の不眠症の方が多くいます。過去1カ月に睡眠薬を飲んだ人の割合は、女性が5・4％、男性は3・5％です。

不眠の症状別では、女性では寝つきが悪いうえに夜中に目が覚めやすいのですが、朝予定より早く目覚めることは少ない傾向があります。これらの男女差の原因は、性の違いという生物学的な要因よりも、生活様式の違いが深く関係しているようです。

女性の睡眠の特徴

日本での調査によると、成人女性の41％が月経に関連した睡眠の変化を自覚しています。そしてその約9割が、月経前と月経中に眠気が強くなると答えています。夜の睡眠に関しても、生理前からあとにかけて睡眠の質が悪くなる人が多くいます。さらに、生理痛や月経前症候群があると、夜の睡眠がより強く妨げられることが多いようです。

月経と関連する女性ホルモンには、卵胞ホルモン（エストロゲン）と黄体ホルモン（プロゲステロン）があります。エストロゲンは月経から排卵までの間（卵胞期）に多く分泌されます。一方、プロゲステロンは、排卵から月経までの間（黄体期）にたくさん分泌されます。エストロゲンとプロゲステロンはともに、脳にある松果体《しょうかたい》に作用して睡眠ホルモン・メラトニンの分泌に影響を与えます。また、プロゲステロンは催眠作用があるガンマ・アミノ酪酸（ギャバ）の作用を増強して、日中の眠気を強めます。

排卵から黄体期にかけて、体温が上がります。夜の体温が高いままだと眠気が減るので、寝つきが悪くなったり、夜中に目が覚めたりします。夜の睡眠が悪くなると、睡眠不足のため日中の眠気が強まります。また、この時期は、最高体温と最低体温の差が小さくなります。体温の上下幅が小さくなると、睡眠と覚醒のメリハリが減って、夜はあまり眠れず日中はボーとした状態が続きます。さらに、睡眠時間帯が遅い方にずれやすいので、早寝早起きが難しく、夜更かしで朝寝坊の状態になります。月経に関連した睡眠の障害については、50ページで詳しく述べます。

妊娠すると、女性ホルモンの急激な変化や胎児の影響などのため、睡眠にも変化が起こります。妊娠の前半では女性ホルモンの変化によって、眠気が強くなる傾向があります。一方、妊娠の後半になると、胎児の成長に伴う胎動や背部痛、頻尿、乳房の張りなどのため、不眠を訴えることが多くなります。

出産して授乳するようになっても大変です。お母さんは赤ん坊が空腹になって泣くと、夜中でも目を覚まして、母乳やミルクを与えます。そのため、夜は小刻みな睡眠をとらざるを得なくなり、昼間もウツラウツラした生活をおくります。妊娠中や出産後の睡眠障害については、52ページをお読みください。

月経周期と女性ホルモン

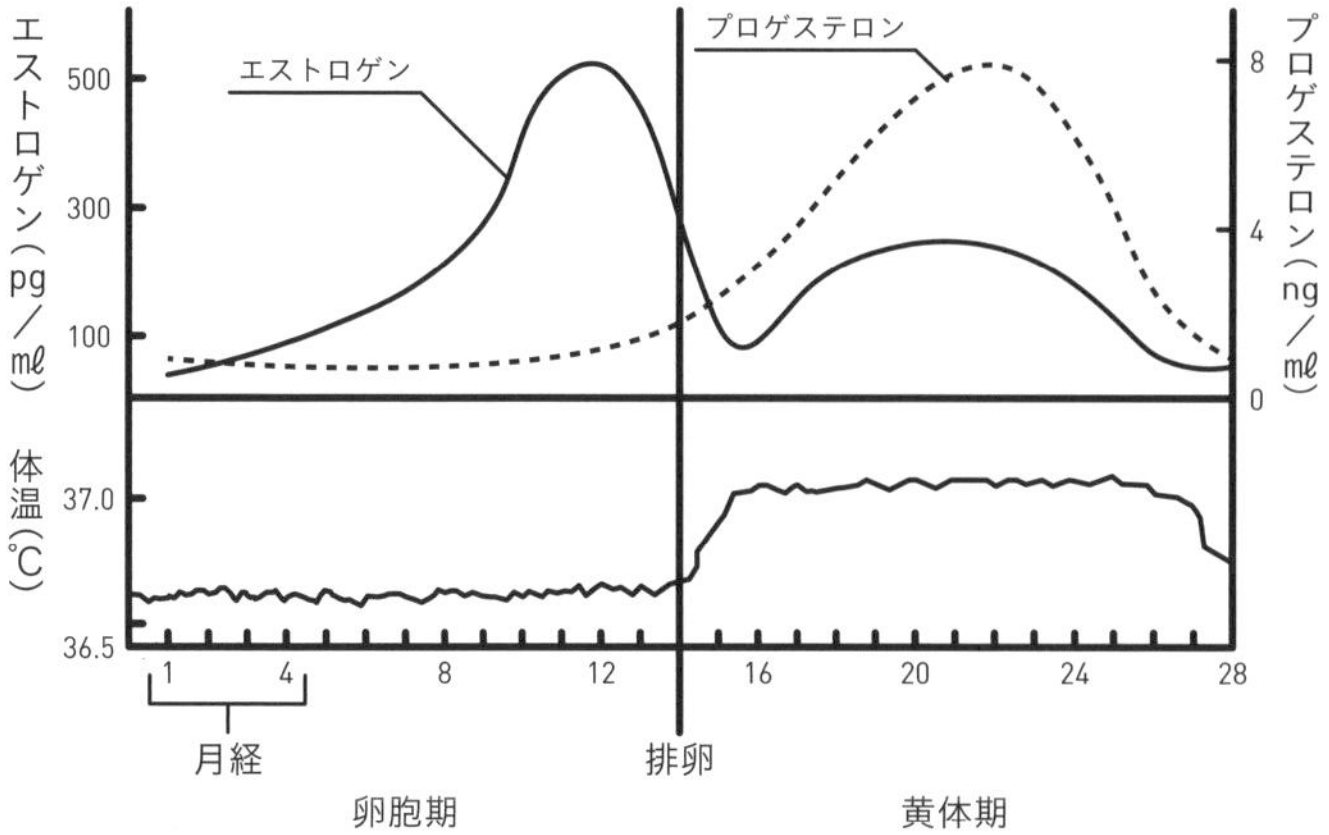

G. Pocock, et al.「Human Physiology: The Basis of Medicine」(Oxford University Press, 1999)より著者作成

50歳前後で閉経が訪れると、女性ホルモンの分泌が減るため、いわゆる「更年期障害」と呼ばれる症状が出てきます。主なものとして、顔や上半身の熱感やほてり、腰や手足の冷えがあります。睡眠に関しても、寝つきが悪くなったり、夜中に目が覚めたりと、不眠が多くなります。

閉経期には、子どもが親離れしたり、夫が退職して家にいる時間が増えたりするなど、女性にとって精神的なストレスが増える時期でもあります。このようなストレスが起こす睡眠障害が、閉経期の特徴でもあります。

女性の睡眠の大切さ

妊娠するとホルモン分泌や体形などが変化するため、寝つきが悪くなったり、夜中に目が覚めたりすることが増えます。ある調査によると、妊婦さんはそうでない人に比べて、睡眠障害が約2倍に増えます。

睡眠障害のひとつに「睡眠時無呼吸症候群」というものがあります。睡眠時無呼吸症候群は、眠っている間の呼吸が止まってしまう病気です。もともと肥満女性が妊娠すると、鼻やノドから肺までの空気の通り道「気道」が狭くなりやすいので、睡眠時無呼吸症候群にかかりやすくなります。呼吸が止まるということは、血液中の酸素が減るということです。お腹の赤ちゃんは、お母さんの血液から酸素をもらって生きています。そのため、お母さんが睡眠時無呼吸症候群だと、子宮内での赤ちゃんが酸素不足になって、発育が遅れやすくなります。妊娠前後には、お腹の赤ちゃんのためにも、体重のコントロールと睡眠に気をつけてください。

出産後、お母さんは赤ちゃんの世話で大変です。特につらいのが、赤ちゃんが泣いて十分に眠れないことです。睡眠不足が積み重なると、イライラして機嫌が悪くなったり、気分が落ち込んだりします。出産後の睡眠の乱れは、「マタニティーブルーズ」や「産褥期《さんじょくき》うつ病」の原因となることがありますから、十分に気をつけてください。

昔から「寝る子は育つ」と言います。最近では、「眠らないと太る」ということも知られてきました。海外での研究によると、肥満度は7〜8時間眠る人が最も低く、それより睡眠時間が短くても長くても肥満度が高くなります。どのくらい違うかというと、7〜8時間睡眠の人に比べて5時間睡眠の人は肥満率が50%アップし、4時間以下の睡眠ではなんと73%も上昇してしまいます。

睡眠時間が短いと、満腹ホルモンの「レプチン」が減り、空腹ホルモンの「グレリン」が増えてしまいます。睡眠時間が5時間の人は8時間の人に比べて、レプチンが16%少なく、グレリンが15%も増えています。つまり、睡眠時間が短い人は、食欲が増して太りやすい体になってしまっている、ということです。

これらのことから、特に女性では睡眠が大切なのです。

なぜ夢を見るのか？

夢についてはこれまで、心理学や精神医学、脳科学、あるいは哲学の分野において、さまざまな研究が行われてきました。夢の正体とはなにか？　いったいなんのために、夢を見るのか？　夢の内容にはどんな意味があるのか？　などです。

精神分析学を始めたジークムント・フロイトは、「夢とは抑圧された願望が形を変えて現れたもの」と言いました。また、分析心理学を始めたカール・グスタフ・ユングは、「夢には偏った意識を補償する機能がある」という説を唱えました。

2人とも精神医学や心理学で大きな影響を与えた超大物学者ですが、夢に関する彼らの説に対しては、その後の研究によって、否定的な意見が多く出されています。あなたは、実感として、フロイトやユングの言葉をどう受け止めるでしょうか。

夢に関する学説はたくさんありますが、ここではあと2つだけ取り上げます。

フランスの脳科学者ミッシェル・ジュヴェは、「遺伝プログラム仮説」を唱えました。私たちの脳細胞の遺伝子には、生きるのに必要な行動プログラムがあらかじめ埋め込まれており、夢はその行動プログラムのシミュレーションだというのです。

例えば、猫の脳に特殊な処置を施すと、レム睡眠中に獲物を威嚇したり捕らえようとしたりする行動が観察されます。このとき猫は、ネズミを捕らえる夢を見ていたと考えられます。脳の遺伝子に書き込まれた行動プログラムは、実際に使わないと消されていくので、眠っているときにシミュレーションしているというのがこの仮説です。

もうひとつ、日本人の研究者による興味深い仮説を紹介します。「感覚映像－自由連想仮説」と呼ばれるもので、精神医学者の大熊輝雄・東北大学名誉教授が唱えた説です。

この「大熊仮説」によると、たまたま記憶の貯蔵庫から取り出された映像が、次々に連想を誘発するプロセスが夢そのものだと言います。最初に選ばれた映像に特別、意味があるわけではなく、それはたまたま選ばれただけの話。そこから先は、眠っている人が自由に連想ゲームをやっているようなものだ、というわけです。

皆さんはどうして夢を見るのだと思いますか？

動物の睡眠

多くの人は、夜にまとめて6～8時間眠ります。では、ほかの動物たちの睡眠時間は、どのくらいなのでしょうか？

最も長く眠る動物は、フタユビナマケモノ（オオナマケモノ）とコアラで、1日に20時間も眠ります。確かに動物園のコアラは、いつも眠っていますね。

身近な動物では、猫やハムスターが14時間、ハツカネズミは13時間眠ります。実は犬もよく眠ります。犬（ビーグル犬）の睡眠時間は13時間です。犬が猫と同じくらい眠るというのは意外ですね。わずかな物音でも目覚めるので、眠っている姿をあまり見ないのでしょうか。

ヒトに近いチンパンジーやヒヒ、アカゲザルは9時間眠ります。睡眠の進化から見ると、私たちもあまり睡眠時間を削らない方が良いのかもしれません。ヒトと同じく8時間睡眠

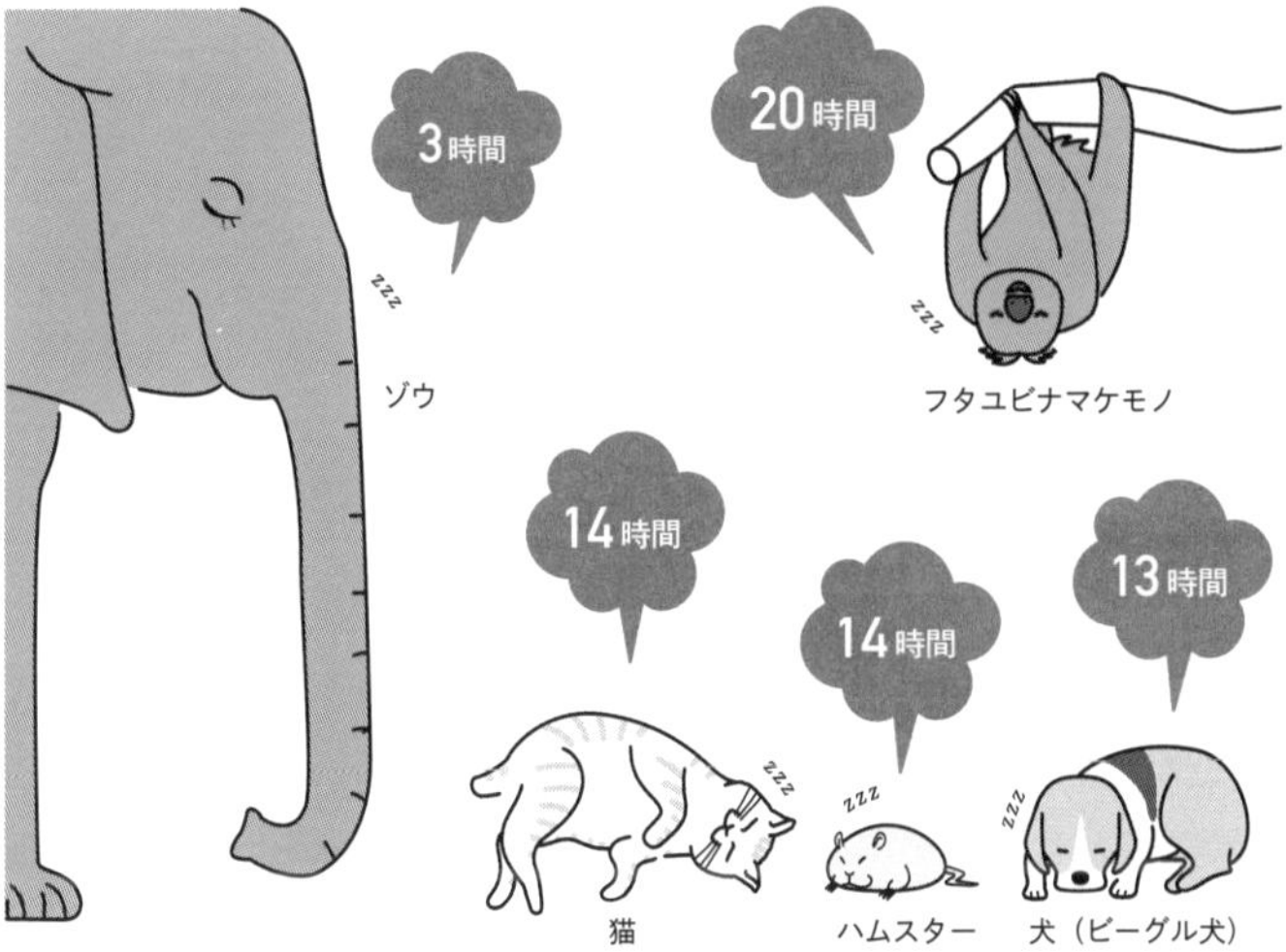
3時間
ゾウ
20時間
フタユビナマケモノ
14時間
猫
14時間
ハムスター
13時間
犬（ビーグル犬）

をとる動物には、ウサギやモルモット、ブタなどがいます。

草食動物の多くは、睡眠時間が短いことが知られています。ウシやヤギ、ヒツジ、ロバ、ゾウは3時間、ウマは2時間しか眠りません。草食動物が短時間睡眠なのには、2つの理由があります。

ひとつは、草は低カロリーなのでたくさん食べる必要があり、草を噛み砕くためにも長い時間がかかるため、草食動物は眠っている時間がないのです。また、眠っている間は肉食動物に襲われやすくなるので、なるべく起きて警戒している必要があります。睡眠時間が短いだけでなく、深く眠らずウトウトしながら身を守っています。

イルカや渡り鳥は変わった眠り方をします。

肺で呼吸をしているイルカは、水面に鼻（噴気孔）を出して呼吸する必要があります。そのため、脳を半分ずつ眠らせるという「半球睡眠」を行っています。半球睡眠では、右脳を眠らせるときには左目を閉じ、左脳を眠らせるときには右目を閉じています。これで泳ぎながらでも眠ることができるのです。

長距離を飛行する渡り鳥も、半球睡眠しながら目的地まで飛んで行きます。また、飛んでいる最中に数秒間だけ脳全体を眠らせ、地表に墜落する前に目覚めるという芸当をする鳥もいます。

多くの研究者が動物の睡眠の秘密を解き明かして、人間に役立てようとしています。

短時間睡眠は可能か？

いくら頑張って睡眠時間を短くしようとしても、どうしてもできない人がいる一方で、はじめから短い睡眠時間で元気に生活している人がいます。

多くの人の睡眠時間を調べると、6～9時間の人が全体の80～90％を占めています。この人たちは、睡眠時間を削ったり伸ばしたりしやすいので、「バリアブル（variable）スリーパー」と呼ばれています。

一方、睡眠時間が6時間未満の人を「ショートスリーパー（短眠者）」、9時間を超える人を「ロングスリーパー（長眠者）」と呼びます。

ショートスリーパーの有名人には、ナポレオンやエジソン、レオナルド・ダ・ヴィンチがいます。明石家さんまさんや武井壮さんも、この中に入るようです。日本人での割合は5～8％で、勉強や仕事、遊びで忙しい若い世代に多く見られます。ショートスリーパーは寝つきが早く、浅い睡眠が少ないため夜中に目を覚ますことも少ない、という効率の良い睡眠をとっています。

ロングスリーパーの日本での割合は、3〜9%です。ノーベル物理学賞をとったアインシュタインや小柴昌俊さん、横綱の白鵬関もこのタイプです。ロングスリーパーは内向的で孤独を愛し、創造的でしかも細かい点にまで注意を払う傾向があります。

ショートスリーパーとロングスリーパーのどちらが健康的かは別にして、ショートスリーパーに憧れる人はたくさんいます。残念ながら、ロングスリーパーがショートスリーパーになれるかは、今のところまだ不明です。しかし、バリアブルスリーパーは、ショートスリーパーになれる可能性があります。

これまでの研究では、以下のことを心がけると、睡眠時間を短縮できそうです。

- **起床時刻は変えず、就寝時刻を1〜2週間ごとに、15〜30分ずつ遅くする**
- **就寝の3〜4時間前までに、あまり多くない夕食をとる**
- **夕食後は、少し暗めで暖色系の明かりの下で過ごす**

● 就寝の1～2時間前に、軽い運動や入浴で体温を少し上げる
● 日中に短い仮眠をとる

基本は、できることから睡眠環境を整え、少しずつ生活習慣を変えていくということです。あまり無理をせずに、ゆっくりと挑戦してみてください。

正しい睡眠とは

「良い睡眠」「正しい睡眠が大切である」などと言われますが、「良い睡眠」「正しい睡眠」とはなんでしょうか?

まず、睡眠時間から考えると、厚生労働省は健康に過ごすために、6~8時間の睡眠をすすめています。これは、これまでの睡眠研究により、6~8時間眠ると最も病気になりにくく寿命も長いことが、日本だけでなく世界的にも分かってきたからです。

ただし、十分な睡眠時間をとっていれば大丈夫、というわけではありません。例えば、睡眠時無呼吸症候群(34ページ)では睡眠時間が十分であっても、睡眠中に呼吸が止まって何度も目が覚めてしまい、良い睡眠とは言えません。睡眠の質も重要になります。

正確な睡眠時間や睡眠の質は、睡眠専門の医療機関に入院して行う「睡眠ポリグラフ検査」で分かります。この検査では、目をつぶってから寝つくまでの時間や夜中に目覚めた

睡眠経過図

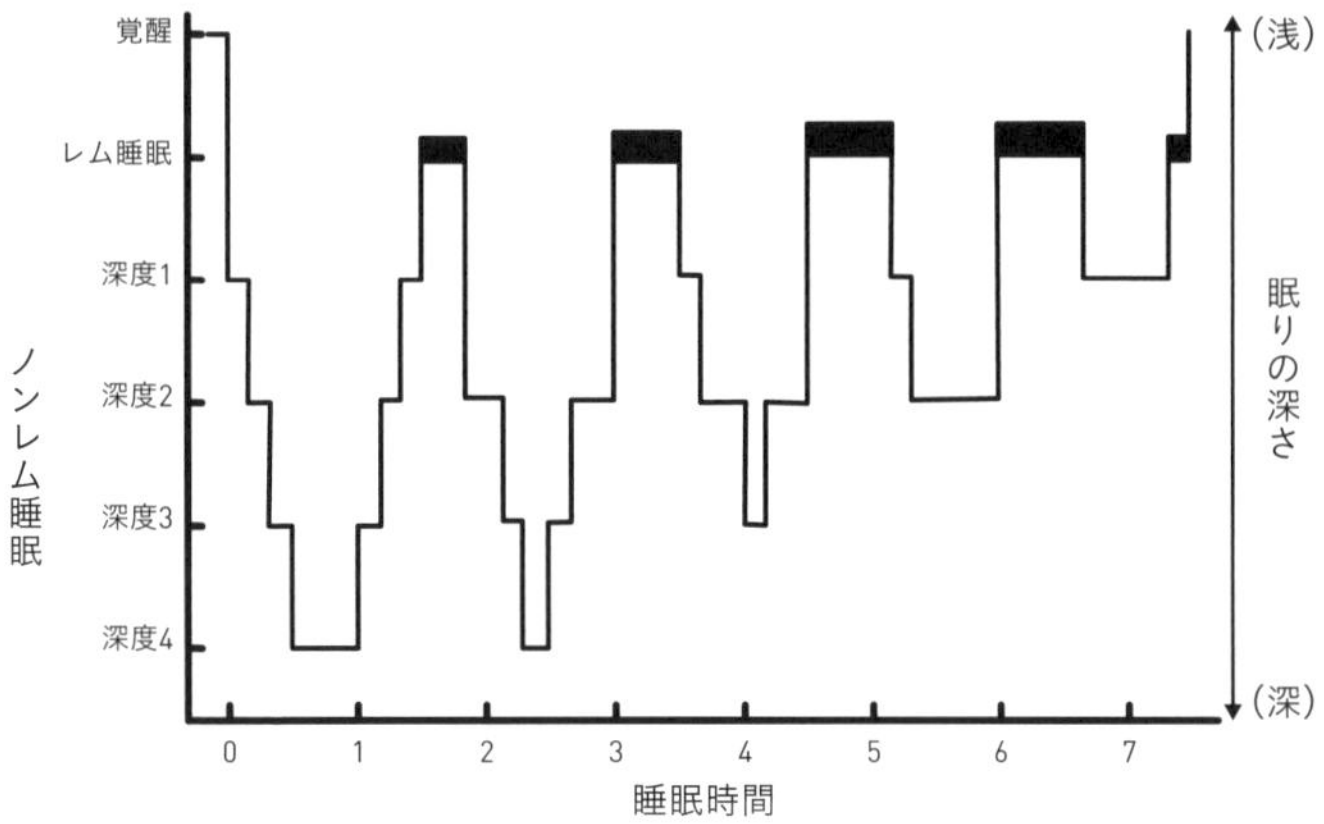

女性の美学HPより引用

時間、睡眠の深さ、ノンレム睡眠とレム睡眠の時間などが記録されます。寝つくまでに30分以上かかる、起床予定時刻よりも2時間以上早く目覚める場合、睡眠障害が疑われます。

とはいえよほど睡眠の問題が大きくなければ、病院に泊まって検査を受ける気にはならないでしょう。睡眠時間については、122ページで説明する「睡眠日記」をつけるとある程度分かります。毎日の睡眠時間帯のずれにも注目しましょう。睡眠時間のちょうど真ん中の時刻が、2時間以上ずれていると問題です。

睡眠の質では、寝つきが良く夜中にあまり目覚めず、朝は予定時刻頃に自然に目覚め熟睡感があり、日中は午後の早い時間を除いて眠気が強くなければ、良い睡眠と言えます。

必要な睡眠時間

1980年代にアメリカで100万人以上を対象に行われた、睡眠時間と寿命の関係の調査では、予想外の結果が出ました。

1日に6・5〜7・5時間の睡眠をとっている人が最も死亡率が低く、それ以上およびそれ以下の時間、眠っている人は寿命が短くなる傾向にあったのです。特に長く眠っている方が問題で、7・5〜8・5時間以上の睡眠時間をとっている人は、6・5〜7・5時間睡眠の人よりも死亡率が20％もアップしました。

この研究を行ったカリフォルニア大学サンディエゴ校のダニエル・クリプペ博士は、「睡眠は食欲と似ている。欲望にまかせてものを食べると、食べすぎて健康を害する。睡眠も眠たいからといって、いつまでも眠っていると、体に良くない」と述べています。

日本でも、同じような結果が出ています。名古屋大学（当時）の玉腰暁子先生が、40〜

睡眠時間と死亡危険率

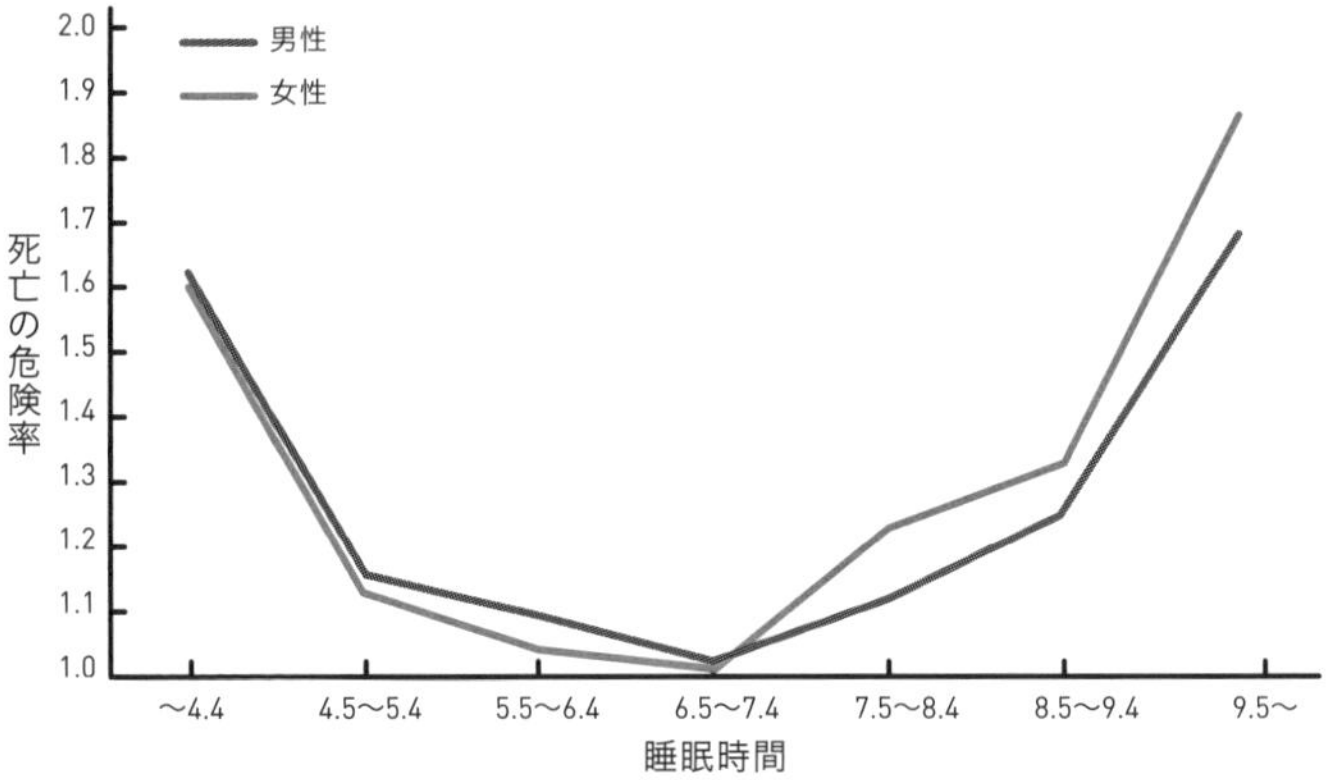

Tamakoshi A, et al.「Self-Reported Sleep Duration as a Predictor of All-Cause Mortality: Results from the JACC Study, Japan」(SLEEP, Vol. 27, No. 1, 2004)より著者作成

79歳の男女約10万人を、10年間にわたって追跡調査しました。対象者の平均睡眠時間は女性7・1時間、男性7・5時間でしたが、死亡率が最も低かったのは、男女とも睡眠時間が7時間の人たちでした。睡眠時間が7時間より短い人も長い人も、死亡率が高くなる傾向が示されました。

睡眠時間が長い人の寿命が短くなる原因は、まだはっきりしていません。しかし、長く眠る人は、なんらかの健康上の問題を抱えている可能性が指摘されています。

また、眠りすぎると寿命が短くなるのと同様に、睡眠時間が短くても長生きできません。睡眠時間が短いと、生活習慣病にかかりやすく、免疫力の低下によりがんも生じやすくなります。健康に長生きするためには、自分に必要な時間だけ質の良い睡眠をとることが大切です。

必要十分な睡眠時間を知るには、寝つきと目覚めが良く、起きてからも活動的に過ごせた日の睡眠時間を、何回か記録してみることが有効です。緊張している平日とリラックスできる休日では必要な睡眠時間が異なることがあるので、この2つは分けて記録します。眠るべき時間が決まったら、寝室の環境を整えたり、生活習慣を改善したりして、ぐっすり眠ってスッキリ目覚める準備をしましょう。

第2章
睡眠の病気

女性特有の睡眠障害

❶ 月経関連睡眠障害

女性は月経周期に合わせて、眠くなったり不眠になったりすることがあります。日本での調査では、41％の女性が月経に関連して睡眠に変化があると答えています。そのうち、月経前後の不眠症は6％と少なく、過眠症が94％と大部分を占めていました。

月経周期は、卵胞期と黄体期の2つに分けられます。月経から排卵までが卵胞期、排卵から月経までが黄体期です。

黄体期には、プロゲステロンという女性ホルモンの血中濃度が高くなります。このプロゲステロンには体温を上げる働きがあり、卵胞期に比べて黄体期の最低体温と最高体温の差は小さくなります。私たちは体温が下がると眠くなり、体温が上がるときに目が覚めます。黄体期には1日のうちでの体温の変化が小さくなるので、睡眠と覚醒のメリハリも小さくなって、日中に眠気が強くなると考えられています。

プロゲステロンには、催眠効果もあります。医師が処方する睡眠薬は、脳でガンマ・アミノ酪酸（ギャバ）の働きを助けて催眠作用を発揮します。プロゲステロンが分解されてできたアロプロゲステロンにも、ギャバの働きを助ける作用があります。アロプロゲステロンの催眠効果は、最も多く処方されているベンゾジアゼピン系睡眠薬と同じほどの強さがあります。

典型的な「月経関連過眠症」では、月経の約1週間前から日中の眠気が強くなり、月経の開始とともに眠気が軽くなるパターンをとります。下腹部痛や頭痛、イライラ、憂うつな気分などの症状があると、日中の眠気も強くなる傾向があります。このような過眠のパターンをとって強い眠気が2日以上続き、それが年に1回以上あると、月経関連過眠症と診断されます。

月経関連過眠症への対策としては、まず、睡眠の質を高めるための生活習慣の実行が大切です。例えば、日中に日光をしっかり浴びたり、昼夜の生活にメリハリをつけたりしましょう。それでも良くならないときは、専門機関でのカウンセリングや経口避妊薬（ピル）の内服が有効です。

❷ 周産期の睡眠障害

妊娠前と比べると妊娠中には、エストロゲンが10～50倍、プロゲステロンが1000倍になります。また、副腎皮質から分泌されるホルモンのコルチゾールも、妊娠末期には分泌量が多くなります。コルチゾールには、レム睡眠を減らしたり、深い睡眠を増やしたりする働きがあります。

妊娠の初期には、体内のホルモン環境の激変によって、深い睡眠が減り、夜中に目が覚めやすくなります。そして、睡眠不足のため日中の眠気が強くなります。その結果、1日の総睡眠時間が長くなります。

妊娠の中期には体が慣れてくるので、初期に比べて睡眠が安定します。夜中に目覚めることが減って、睡眠時間も妊娠前の長さに近くなります。

しかし、妊娠の後期になると、また眠れなくなってしまいます。この時期には、胎児の成長に伴って胎動が増え、背中の痛みやお腹の不快感も増えてきます。乳房の張りで困る人もいます。これらの体の変化が、深い睡眠を減らし、夜中に目覚める回数を多くします。日本の妊婦さんでの不眠の割合は、妊娠初期で24・4％、中期が25・5％、末期には34・0％と、次第に増えていきます。妊娠中の睡眠時間が5時間未満になると、高血圧を含む妊娠中毒症のリスクが9・52倍にも高まります。また、妊娠末期に睡眠障害がひどいと、流産や妊娠中毒症、胎児の発育不全、産後のマタニティーブルーズのリスクが高いことも知られています。

高齢者では「眠っている間にトイレへ行きたくなって、目が覚めるのがつらい」という話をよく聞きます。実は、多くの妊婦さんも同じ悩みを抱えています。眠ってからの排尿が2回以上ある人は、妊娠していない人ではわずか3・1％ですが、妊娠初期では23・6％、中期で32・7％、末期になると31・1％もいます。これは妊娠すると眠っている間に尿を作る働きが、妊娠前に比べて盛んになるからです。

こむら返りも、妊婦さんを悩ませます。ある調査によると、こむら返りが時々〜よく起きる人は、妊娠していない人が3・6％なのに対して、妊娠初期で22・2％、中期が25・5％、末期には23・6％もいます。眠っている間は脚を暖かく保つと、こむら返りが予防できます。こむら返りが何回も起きるときには、カルシウムが不足していたり、脚の血管が詰まっていたりすることがありますから、注意が必要です。

歯ぎしりが時々〜よく起きる人は、妊娠していないときでは8・3％しかいません。しかし、妊娠の初期には31・1％もの人が、歯ぎしりを経験しています。一方、妊娠の中期には9・1％、末期になると7・4％と、少しずつ減ってきます。歯ぎしりが続く原因は、強度の心理的ストレスによると考えられます。歯ぎしりのために頭痛が起きたり歯がすり減ったりしたときは、歯科でマウスピースを作ることをおすすめします。

いつもはいびきをかかない女性が、妊娠が進むにつれていびきをかきだすことがあります。これは、妊娠中に急激に増えるエストロゲン（卵胞ホルモン）が、鼻の粘膜をむくませて、気道（空気の通り道）を狭くするためです。

ひどいいびきとともに呼吸が止まるようになると、「睡眠時無呼吸症候群」の可能性があります。肥満の人はノドにも脂肪がついているため、もともと気道が狭く、妊娠するとさらに気道が狭くなって、呼吸が止まりやすい状態になります。睡眠時無呼吸症候群は、妊婦の高血圧やてんかん発作、胎児の発育の遅れの原因となることがあります。睡眠時無呼吸症候群については、82ページでも取り上げます。

脚の変な感じが気になってよく眠れない場合、「むずむず脚症候群（レストレスレッグス症候群）」という睡眠障害です。日本全体で見ると、女性の3・5％がむずむず脚症候群であると考えられています。これが妊娠すると、19・9％に激増します。

むずむず脚症候群になると、寝つきが悪くなったり、夜中に目が覚めやすくなったりします。夜の睡眠不足がたまってくると、日中にひどい眠気に襲われるようになります。妊娠すると鉄分が不足したり脚の血流が悪くなったりするため、むずむず脚症候群にかかりやすくなります。しかし、多くの場合、出産後に症状が軽くなったりなくなったりするので、安心してください。この病気は83ページで詳しく解説します。

妊婦さんは、妊娠後も不眠に悩まされます。出産後3カ月ほどは、赤ちゃんが眠る時間やおっぱいを欲しがる時間が一定しないためです。お母さんが眠りたいときに眠れなかったり、ぐっすり眠っているときに起こされたりと、本当に大変です。しかし、少しずつ赤ちゃんの睡眠と覚醒のリズムが安定してくると、お母さんの睡眠も改善してくるので、しばらくの辛抱です。

ただし、出産後の不眠は、産後うつ病の症状のひとつとして現れることがあります。気分の落ち込みや食欲の低下などが強ければ、医療機関の受診も考えましょう。

❸ 更年期の睡眠障害

睡眠に対する満足度は、男女とも思春期以降ゆるやかに低下します。男性では、中年期から老年期にかけても、同じような割合で満足度が低下していきます。

一方、女性では、50歳代になると急激に、睡眠への不満が高まります。中高年の女性では、なかなか寝つけないことや熟睡できないこと、夜中に目が覚めてしまうことに不満が多いようです。

では、中高年になると女性の睡眠の質は、本当に悪くなってしまうのでしょうか？寝床に横になっていた時間のうち、実際に眠っていた時間の割合を「睡眠効率」と言います。睡眠効率が高いほど、眠りの質が良いと言えます。男女とも若い頃は、ほぼ１００％の睡眠効率です。それが年齢とともに低下して、60歳代になると70～80％になります。ところが男女を比べると、どの年代でも女性の睡眠効率が高くなっています。つまり、客観的には女性の方がよく眠っているということです。

また、深い睡眠の割合にも、男女差が見られます。深い睡眠の時間が長いほど熟睡できていて、睡眠に対する満足度も高いはずです。これも、年齢とともに減少して、男性では60歳代になるとほとんどなくなってしまいます。ところが女性では、同じ60歳代でも、男性の40歳代と同じくらいの深い睡眠を確保しているのです。

つまり、客観的に見ると更年期の女性はかなり質の高い睡眠をとっているのに、睡眠には強い不満を抱いているのです。なぜでしょうか？

更年期を境に睡眠に対する不満が急激に増える主な原因は、女性ホルモンの急激な減少ではないかと考えられています。

月経周期に合わせて分泌されていた女性ホルモンは、ちょっとした不眠ならさほど苦にならないように、心身の抵抗性を高めています。それが、閉経によってホルモンが激減したため、リバウンドを起こして、一気に不眠に対する不満が爆発する、という仮説です。

また、更年期障害の症状全体に言えることですが、「自分はつらいのに、周りの人にそのつらさを分かってもらえない」というストレスが、不満を大きくしているようです。よく眠っているように見えても、実は不眠で悩んでいる女性がいることに、私たち男性も理解を示さないといけませんね。

女性に多い病気と睡眠障害

❶ 鉄欠乏性貧血

体内の鉄のうち、3分の2は赤血球の中にあります。女性は男性と比べて、月経や妊娠、授乳によって鉄を失いやすいので、貧血の患者さんが多くいます。女性アスリートも、激しいトレーニングで赤血球が壊れて、鉄を失います。手術で胃をとった人や腸の病気の人は鉄を吸収しにくいので、やはり貧血にかかりやすくなります。

貧血になると、イライラしたり、動くのがおっくうな気分になったりします。運動量が減ると体が疲れないため、夜はよく眠れなくなります。また、体調がすぐれないため、朝は寝床を離れにくくなります。さらに、鉄が不足するとむずむず脚症候群（83ページ参照）になり、脚の不快な感じのために睡眠の質が悪くなることもあります。

貧血を予防するための食事は、156ページで詳しく解説します。

❷ 関節リウマチ

日本では、関節リウマチの患者さんが70〜80万人もいます。男女比は1：4で、女性が男性の約4倍です。関節リウマチの主な症状は、朝の手指のこわばりや手足の関節の痛みと腫れです。

関節リウマチの患者さんの3分の2が、不眠を訴えています。関節痛や頚椎《けいつい》（首の骨）の亜脱臼による呼吸障害、周期性四肢運動障害（眠っている間に手足が周期的に動いてしまう病気）、抑うつが睡眠障害の主な原因です。また、関節リウマチでは、むずむず脚症候群の合併もよく見られます。

最近、関節リウマチの治療は劇的に進歩しました。まずは主治医とよく相談して、痛みをなくすようにしてみましょう。枕が合わないと、首の骨の病変が悪化することがあります。143ページの枕の合わせ方を参考にして、枕を調整してみてください。貧血があると、周期性四肢運動障害やむずむず脚症候群がひどくなります。前のページで述べたように、食べ物からの鉄分の補給を心がけてください。

❸ 甲状腺機能低下症

ノドの下半分あたりに甲状腺があります。甲状腺で作られる甲状腺ホルモンは、新陳代謝を盛んにする働きがあります。甲状腺ホルモンが不足する甲状腺機能低下症は女性に多い病気です。甲状腺機能低下症の代表である橋本病では女性が男性の20〜30倍もいます。甲状腺機能低下症になると、無気力や疲労感、むくみ、寒がり、体重増加、動作緩慢、記憶力低下、便秘などが起こります。女性では、月経異常や不妊、流産、早産、妊娠高血圧症候群などの原因にもなります。

睡眠と甲状腺機能の関係では、機能低下症では眠気が強くなったり、睡眠時無呼吸症候群やこむら返りが起こりやすくなったりします。一方、甲状腺機能亢進《こうしん》症では、不眠になる傾向があります。

甲状腺機能低下症の治療では、主に甲状腺ホルモンの内服が行われます。右に挙げた症状がある方は、内分泌内科あるいは代謝内科で相談してみてください。

❹ 乳がん

女性が最もかかりやすいがんは、乳がんです。女性の11人にひとりが乳がんにかかると言われています。一方、乳がんによる死亡者の数は、すべてのがんの中で第5位となっています。つまり、乳がんは早く見つけてきちんと治療すれば、比較的治りやすいのです。

乳がんは、女性ホルモンであるエストロゲンと深い関係があります。そのため、初潮が早かったり、出産や授乳の経験がなかったりすると、乳がんにかかりやすくなります。また、交代制勤務や夜勤を行っている女性も、乳がんに注意が必要です。夜勤のない女性に比べて夜勤のある女性では、乳がんが32％も増えます。さらに、夜勤を行う女性ではすべてのがんにかかるリスクが、5年ごとに3・3％ずつ増えます。

本来は眠るべき時間に起きて働いていると生体リズムが乱れて、自律神経やホルモン分泌リズムもおかしくなってきます。また、生体リズムに従っている時計遺伝子の異常が起こり、がんが増えやすくなるとも考えられています。

❺ 便秘

腸は自律神経にコントロールされています。一方、腸の状態によって、自律神経の調子も左右されます。例えば、腸内環境が悪くなると、自律神経のうち副交感神経の働きが悪くなり、自律神経のバランスが崩れます。また、便秘が解消されると、副交感神経の働きが良くなって、自律神経のバランスが整います。睡眠も自律神経の影響を受けますから、睡眠にとっても腸内環境はとても大切です。

ヨーグルトや乳酸菌飲料、納豆、漬物などに含まれる善玉菌（ビフィズス菌や乳酸菌）は、腸を通るときに腸内環境を整えてくれます。また、野菜・果物・豆・芋・キノコ・海藻に多く含まれる食物繊維や、大豆・タマネギ・ゴボウ・ネギ・ニンニク・アスパラガス・バナナに豊富なオリゴ糖は、腸の中で善玉菌のエサとなり、善玉菌を増やして便通を改善します。

便秘にならないためには、水分を十分にとることや適度な運動、規則正しい生活も大切です。

❻ 膀胱炎・過活動膀胱

膀胱炎《ぼうこうえん》は女性に多い感染症です。それは、男性に比べて女性の尿道の長さが、約4分の1しかないためです。膀胱炎になると、排尿時の痛みや発熱、尿の濁り、尿に血が混じる、トイレが近い、尿が残った感じなどの症状が見られます。

夜間に頻尿が起きると、寝つきが悪くなったり夜中に目覚めたりして、十分な睡眠がとれなくなります。膀胱炎にかかったら、水分を多めに飲んでばい菌を尿で洗い流しましょう。それでもダメなときは、泌尿器科などで抗生剤をもらうと良くなります。

女性では加齢や出産によって、膀胱や子宮、尿道などを支えている骨盤底筋《こつばんていきん》が弱くなることがあります。そのため、排尿のメカニズムがうまく働かなくなり、膀胱が敏感になる「過活動膀胱《かかつどうぼうこう》」が起きます。

過活動膀胱では、眠っているときでも短い間隔でトイレへ行きたくなるので、まとまった睡眠がとりにくくなります。肛門をギューッと締めたりゆるめたりする骨盤底筋のトレーニングで効果がなければ、泌尿器科で相談しましょう。

❼ 脂質異常症

中性脂肪が多い高脂血症と、悪玉コレステロールが多い高コレステロール血症は、まとめて脂質異常症と呼ばれています。女性は閉経期以降、男性に比べて血液中の総コレステロール値が増えます。逆に、善玉であるＨＤＬコレステロールは減ってしまいます。これは、閉経によって、女性ホルモンのエストロゲンが急激に減るからです。

血液中のコレステロールが多い状態が続くと、睡眠の質が悪くなることが分かっています。また、肥満から睡眠時無呼吸症候群（82ページ）を起こすと、よく眠れないだけでなく、命の危険にもさらされます。

食欲を調整するホルモンには、満腹を知らせるレプチンと、空腹になると分泌が増えるグレリンがあります。睡眠時間が短いと、満腹ホルモン・レプチンが減り、空腹ホルモン・グレリンが増えます。すると、食欲が増すばかりでなく、糖質が多くカロリーが高いものを食べたくなります。体の中で余った糖質は中性脂肪に変わるので、睡眠時間を削りすぎると脂質異常症にかかりやすくなります。

❽ 認知症

2020年の日本における認知症の患者さんの数は、約630万人と推計されています。男女の割合は、64歳以下では男女ほぼ同じですが、65歳以上になると女性が男性の約2倍となります。男性に比べて女性の平均寿命が長いということが、女性で認知症が多くなる理由のひとつです。

認知症になると、脳の細胞が減ったり、細胞同士の連絡が途切れたりします。そのため、もの忘れが激しくなってきます。さらに病気が進むと、睡眠と覚醒をコントロールしている脳細胞にも影響が出てきます。

認知症の患者さんでよく見られる睡眠障害に、昼夜逆転があります。これは、体内時計の不調により起こります。昼夜逆転は介護する人の負担を増やし、さらには介護者の睡眠障害を引き起こすことが多く、介護の世界では大きな問題になっています。

最近の研究から、肥満や生活習慣病、喫煙、運動不足、難聴、抑うつ、社会的孤立などが解消できれば、認知症になるリスクを3分の2まで減らせることが分かりました。

❾ 冷え性

女性では、冷え性のため手足が冷たく、冬はもちろん夏でも眠りにくいと訴える人が多くいます。深部体温は1日のうちで、1～1・5℃ほど上下します。夕方から夜にかけて最も高くなり、そのあと次第に下がって早朝に最低になります。

眠気が強くなるのは、深部体温が下がるときです。ところが、冷え性の人は手足の血液の循環が悪いため、深部体温を効率よく下げられません。これが冷え性による睡眠障害の大きな原因です。

解決法は、温めのお風呂にゆっくり入ることです。入浴により手足の血管が開いて、皮膚の血行が良くなります。脳や内臓の熱が血液にのって手足へ運ばれ、皮膚の表面で放熱されると、深部体温が下がりやすくなるというわけです。詳しい入浴の仕方については、107ページをご覧ください。

アロマバスも効果的です。オレンジスイートやジュニパー、カモミールなどは、冷え性を軽くしてくれます。日本伝統のヒノキの香りにも、同じような働きがあります。

不眠症

❶ 不眠のチェックリスト

不眠の程度を自分でチェックする方法に、「アテネ不眠尺度」があります。これは2000年に世界保健機関（WHO）が中心となって作った世界標準の不眠評価法です。質問は8項目あります。各項目で、過去1カ月間に少なくとも週3回以上経験したものを選びます。

設問に答え終わったら、不眠を自己評価します。アテネ不眠尺度の8つの質問項目の各得点（0～3点）を、すべて足し合わせて得点を出します。これが高いほど不眠が強く、逆に得点が低いほど不眠は軽いと判定します。

アテネ不眠尺度(AIS)

1	床についてから実際に眠るまで、どのくらいの時間がかかりましたか?	いつも寝つきはよい	0
		いつもより少し時間がかかった	1
		いつもよりかなり時間がかかった	2
		いつもより非常に時間がかかった、あるいは全く眠れなかった	3
2	夜間、睡眠の途中で目が覚めましたか?	問題になるほどのことはなかった	0
		少し困ることがある	1
		かなり困っている	2
		深刻な状態、あるいは全く眠れなかった	3
3	希望する起床時刻より早く目覚めて、それ以降、眠れないことはありましたか?	そのようなことはなかった	0
		少し早かった	1
		かなり早かった	2
		非常に早かった、あるいは全く眠れなかった	3
4	夜の眠りや昼寝も合わせて、睡眠時間は足りていましたか?	十分である	0
		少し足りない	1
		かなり足りない	2
		全く足りない、あるいは全く眠れなかった	3
5	全体的な睡眠の質について、どう感じていますか?	満足している	0
		少し不満である	1
		かなり不満である	2
		非常に不満である、あるいは全く眠れなかった	3
6	日中の気分は、いかがでしたか?	いつも通り	0
		少し滅入った	1
		かなり滅入った	2
		非常に滅入った	3
7	日中の身体的および精神的な活動の状態は、いかがでしたか?	いつも通り	0
		少し低下した	1
		かなり低下した	2
		非常に低下した	3
8	日中の眠気はありましたか?	全くなかった	0
		少しあった	1
		かなりあった	2
		激しかった	3

合計　　　　点

合計得点が3点以下の人は、不眠症とまでは言えません。ただし、自分で眠れないと感じているのであれば、生活の習慣を見直したり、寝室の環境を変えたりしてみましょう。強いストレスを感じているのなら、それを減らすか対処する方法を考えてみてください。

4〜5点の場合には、不眠症の疑いが少しあります。心配な方は睡眠障害の専門医に診てもらいましょう。もちろん生活習慣や睡眠環境の改善はやる必要があります。

6点以上の方は不眠症の疑いがあります。早めに、睡眠障害の専門医の診察を受けてください。病院へ行くのは気が進まないかもしれませんが、きちんと診断してもらって治療を始めれば、早く楽になりますよ。睡眠障害専門医の情報は、日本睡眠学会のホームページで紹介されています。

❷ ストレスによるもの

精神的なストレスが高まると一時的な不眠になることは、多くの人が経験することです。不眠の原因がなくなると不眠は解消されるはずですが、睡眠に対するこだわりが必要以上に強い人は、不眠そのものを強く意識して悩み続けます。

そして、眠れないことに対する不安や恐怖が芽生え、ベッドに入ると「眠らなければいけない！」と精神的に緊張します。この「不眠恐怖」が新しいストレスとなって、不眠を慢性化してしまうのです。この状態を「精神生理性不眠症」と言います。また、睡眠障害に詳しくない医師に相談しても、「気にしすぎです」などと軽くあしらわれて、さらに悪化していることもあります。

精神生理性不眠症になってしまったら、まず、第3章や第4章で取り上げるような正しい睡眠習慣や睡眠環境について十分理解し、これまでの睡眠習慣や寝室環境の良くないところを改善しましょう。それでも効果がなければ、睡眠専門医に相談して、睡眠薬による治療などを受けてください。

❸ 体の病気によるもの

体の病気が原因で不眠になっている人は、60～70万人もいます。また、なんらかの病気を持つ人の4％が不眠に悩んでいて、高齢者になるほど不眠の割合が大きくなります。ここでは、不眠の原因となる体の病気をご紹介します。

体の症状で最も不眠を起こしやすいものは、痛みです。慢性疼痛《まんせいとうつう》を持つ人の4割以上が、不眠を感じています。痛みの原因としては、先に挙げた関節リウマチのほかに、線維筋痛《せんいきんつう》症《しょう》や慢性頭痛、椎間板《ついかんばん》ヘルニア、変形性膝関節症《へんけいせいひざかんせつしょう》などがあります。

生活習慣病でも不眠を起こします。逆に、不眠の人は生活習慣病にかかりやすく、症状が悪化しやすいことが知られています。高血圧や糖尿病の患者さんは、血圧や血糖値を下げると、睡眠の質も良くなります。

そのほか、十二指腸潰瘍《じゅうにしちょうかいよう》や胃食道逆流症《いしょくどうぎゃくりゅうしょう》などの胃腸の病気、慢性閉塞性肺疾患《まんせいへいそくせいはいしっかん》（COPD）や気管支ぜんそくなどの呼吸器の病気、アトピー性皮膚炎などの皮膚の病気、パーキンソン病などの神経の病気などでも不眠を起こすことがあります。

❹ 精神的な病気によるもの

うつ病患者さんの9割に、不眠が見られます。また、うつ病が重い人ほど、不眠がひどい傾向があります。

そのため、不眠を訴えていた人が実はうつ病の初期だった、ということがよくあります。

また逆に、不眠が続いている人の多くが、うつ病を引き起こしやすいことも分かっています。

うつ病による不眠の特徴は、夜だけでなく昼も眠れないことです。これは、睡眠を促す物質がなかなか脳にたまらないためだと考えられています。

昼の時間が短いときだけなる「冬季うつ病」という病気があります。冬季うつ病では、普通のうつ病とは逆に眠気が強くなり睡眠時間が長くなります。また、食欲も増します。まるで、冬眠する動物のような状態です。

不眠や過眠に加えて、気持ちが落ち込んだり、好きだったことに興味がなくなったりしたら、うつ病や冬季うつ病の可能性があります。

過眠症

❶ ナルコレプシー

過眠症の代表であるナルコレプシーでは、急に激しい眠気が襲ってくるので、立っていても話していても眠り込んでしまいます。ナルコプシーの患者さんは、欧米に比べて日本で多いことも特徴です。

ナルコレプシーには、４大症状というものがあります。

- **睡眠発作：昼間の耐え難い眠気**
- **情動性脱力発作（カタプレキシー）：笑ったり怒ったりすると、体の力が抜ける**
- **睡眠麻痺：いわゆる金縛り**

・**入眠時幻覚：寝つくときに見る幻視**

強い眠気を含めて2つ以上の症状がある人は、睡眠専門医の診察を受けましょう。

❷ 睡眠不足症候群

「毎日6時間も眠っているのにまだ眠い」と思っていませんか？　こういう考えの人は、睡眠不足症候群の可能性があります。睡眠不足症候群というのは、慢性的に睡眠が不足しているのに、そのことに本人が気づかず体調不良に悩んでいる状態です。

睡眠不足症候群の主な症状は、夜の睡眠不足と昼間の強い眠気です。しかし、睡眠不足を自覚していない場合には、寝つきが悪いなどの不眠症状を訴えることもあります。時間に余裕がある週末や休暇のときには、普段より長い時間眠ります。

睡眠不足のため脳の働きが低下して、強い疲労感や倦怠感、無気力、注意力散漫、協調性の欠如、攻撃性の高まりなどが見られます。また、食欲不振や胃腸障害、筋肉痛を訴えることもあります。睡眠不足の状態が長く続くと、次第に不安が強くなりうつ状態になることもあります。

睡眠不足症候群が疑われたら、睡眠時間をもう少し長くしてみましょう。122ページで述べる睡眠日記をつけて、自分の睡眠を見直すことも大切です。

❸ クライネ・レビン症候群

人間の基本的な欲求である睡眠欲と食欲が、異常に強くなる病気があります。それが「クライネ・レビン症候群」です。まれな睡眠障害ですが、眠気と食欲に悩まされてダイエットがうまくいかない人は、この病気の可能性もあります。

多くの患者さんが10代で発症します。風邪などの発熱、心身の疲労、深酒、頭のケガ、手術の麻酔などがきっかけで、クライネ・レビン症候群になったという報告もあります。

クライネ・レビン症候群では、ほぼ1日中眠っている過眠発作が数日から数週間続く過眠期と、全く正常に戻る間欠期をくり返します。そして、過眠期に食欲が異常に強くなって、食べる量も回数も増えます。

患者さんの数が少ないため、効果がある治療法はまだ分かっていません。覚醒作用がある薬を使うと、強い眠気をすこし軽くできますが、完全に治すことは難しいようです。

睡眠覚醒リズム障害

❶ 睡眠相前進症候群（早寝早起き）

「朝の3時頃に目が覚めてしまうので、睡眠薬が欲しい」と言って、医療機関を受診する人がいます。このようなとき、すぐに睡眠薬を処方するのは危険です。

ひどく早い時刻に目覚めることは、「早朝覚醒」という睡眠障害のひとつです。しかし、この場合には、眠りにつく時刻を確認しておかないといけません。高齢者に多いのですが、夕食が済んだらすぐに眠ってしまう人がいます。午後6時とか7時から眠るわけですから、早朝に目が覚めてしまうのは仕方がありません。

睡眠の時間帯が早い時刻に固定されてしまい、極端な早寝早起きが続くことを「睡眠相《すいみんそう》前進症候群《ぜんしんしょうこうぐん》」と言います。まずは、朝～日中は明るい光をさけ、逆に夜は明るい光を浴びるようにしましょう。夕食後の時間の使い方も大切です。

❷ 睡眠相後退症候群（夜更かし朝寝坊）

明け方にならないと眠れず、朝は目覚まし時計をかけておいても起きられない。そして、布団を出るのはいつも昼過ぎ……。長い休みの間に生活のリズムが狂ってしまい、休みが終わって学校や仕事が始まっても、元の生活パターンに戻れないことがあります。そんな人は、「睡眠相後退症候群《すいみんそうこうたいしょうこうぐん》」という病気かもしれません。

睡眠相後退症候群になると残念なことに、遅い方にずれた睡眠の時間帯を、本人の努力だけで早めることはほとんど不可能です。無理をして早い時刻に起きると、頭痛や食欲不振、疲れやすい、集中できない、ひどく眠いなどの症状が現れます。

改善方法としては、第3章で取り上げる睡眠に良い生活習慣を身につけることが基本です。そのうえで、起床時刻と就寝時刻を毎日3時間ずつ遅らせる「時間療法」や、起床後に明るい光を浴びる「高照度光療法」などを行います。睡眠障害専門の医療機関では、睡眠の時間帯をずらす作用がある薬を飲んでもらうこともあります。自分でできることをやってみてもダメなときは、早めに専門機関で相談しましょう。

❸ 時差ぼけ

海外旅行につきものの「時差ぼけ」。国際線のパイロットでも9割近くが、時差ぼけの症状に悩まされています。時差ぼけしやすい条件として、朝型人間や中高年者、神経質で内向的な性格、東行きフライトが知られています。

時差ぼけが起こる原因は、体内時計と現地時間が食い違うことです。現地が夜なのに体

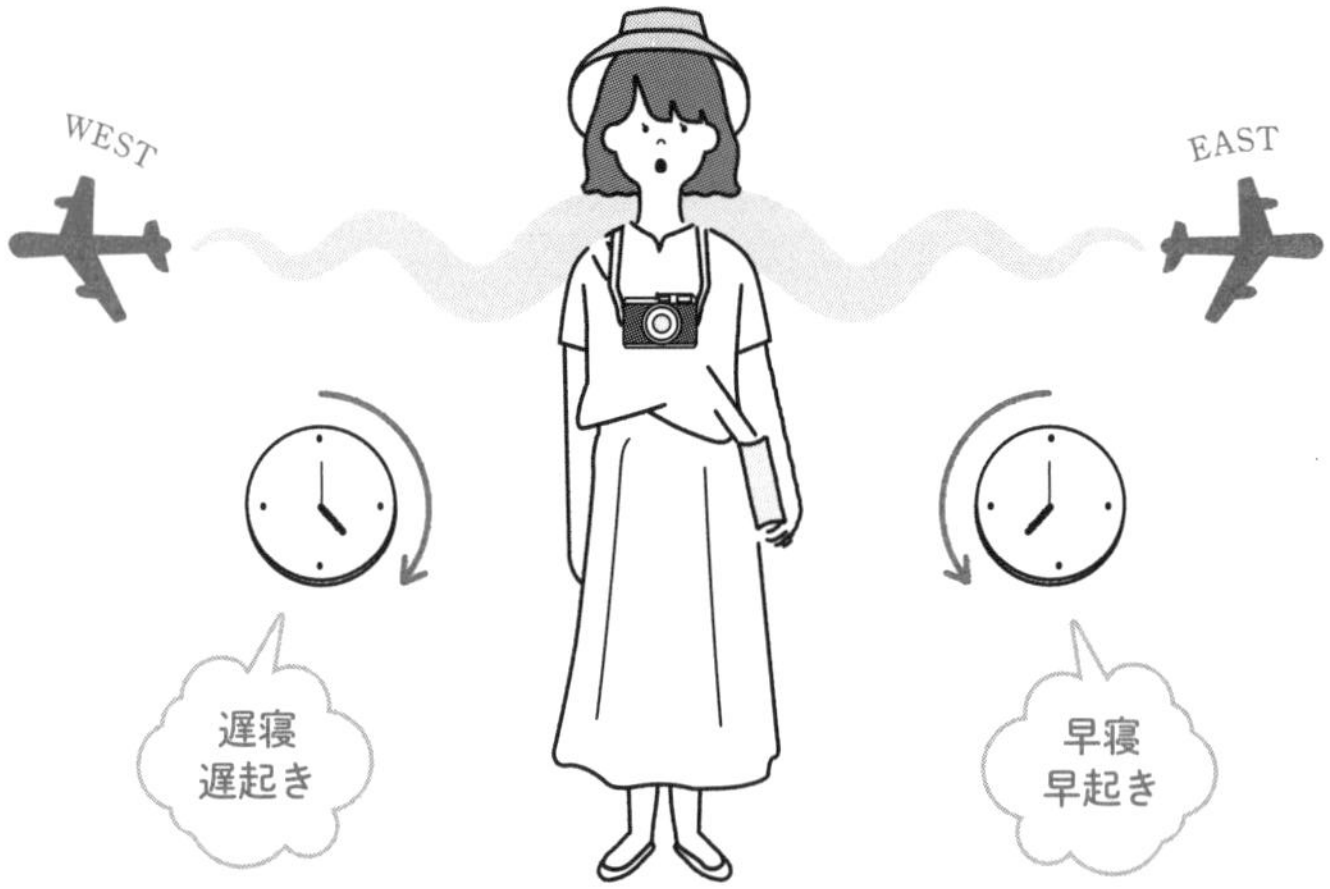

内時計が昼では、ぐっすり眠れません。現地にしばらくいると、体内時計が少しずつずれて、現地の時間に近づいてきます。ところが、私たちの体の中にはたくさんの体内時計があり、それらがバラバラのスピードで調整されるため、例えば睡眠・覚醒のリズムと、胃腸の働きのリズムがずれてしまいます。時差ぼけが到着直後より3〜4日ほどたってからの方がつらいのは、このためです。

海外へ行く1週間ほど前から、東行きフライトでは早寝早起きを、西行きフライトでは遅寝遅起きを心がけ、体内時計を現地時間に近づけましょう。飛行機の中や到着後は、現地の時間に合わせて行動すると時差ぼけを早く治せます。

❹ 交代勤務による睡眠障害

交代勤務や深夜勤務をしている人は、地球の昼夜のリズムと覚醒・睡眠のリズムがずれているため、いろいろな症状が出やすくなります。特に勤務スケジュールと関連して、強い眠気に悩まされたり不眠を訴えたりする睡眠障害を、「交代勤務性睡眠障害」と呼びます。スウェーデンで行われた調査では、日勤者に比べて深夜勤務者で、不眠を訴える人が

6倍もいました。交代勤務性睡眠障害の主な原因は、体内時計が狂ってしまうことです。これは、海外旅行のときの時差ぼけが、夜勤や交代勤務のときに毎回起こっているのと同じです。いわゆる社会的な時差ぼけの状態です。

交代勤務をしている人は、勤務のローテーションを日勤↓夜勤↓深夜勤と、勤務が次第に遅い時間帯になるように会社と相談してみましょう。夜勤に入る前には、午後5時までに90分くらいの昼寝が有効です。夜勤中は照明を明るくして、休息時間には仮眠をとり、勤務後は暗くした部屋で昼過ぎまで眠りましょう。

睡眠呼吸障害

❶ いびき

女性の3人にひとりが、いびきに悩んだことがあります。2017年にフランスベッド株式会社が行った調査によると、女性の33・8％、男性の42・4％が、いびきに悩んだことがあると回答しました。今もいびきに悩んでいる女性は、24・4％でした。

自分のいびき対策としては、「なにもしていない」と答えた人が最も多く、47・2％と半数近くを占めました。いびきでお悩みの方は、第4章を参考にして、枕や寝具を見直したり、寝姿勢を変えたり、口閉じテープを貼ったりなど、なんらかのいびき対策をとりましょう。呼吸が止まるなど症状がひどいときは、睡眠時無呼吸症候群などの可能性があるので、早めに睡眠障害の専門医療機関を受診しましょう。

❷ 睡眠時無呼吸症候群

大きないびきをかいていて、急に呼吸が止まってしまう。こんな人は、睡眠時無呼吸症候群の可能性があります。睡眠時無呼吸症候群の患者さんは、重症の人だけでも全国で300万人以上もいると言われています。男女の割合では、すべての年齢で見ると男性が女性の2~3倍ですが、閉経後には女性の患者さんが増え、男女同数ぐらいになります。

「閉塞性睡眠時無呼吸症候群」は、肥満などにより空気の通り道（気道）がふさがって起こります。小顔であごが小さい人も、舌が気道をふさいで呼吸が止まることがあります。症状としては、睡眠は十分とっているはずなのに日中の眠気が強い、朝起きたときに口の中が渇いていたり頭痛がしたりする、などがあります。

肥満があれば、まず体重を減らしましょう。口閉じテープやマウスピースで効果がなければ、睡眠障害の専門医の診察を受けましょう。重症の人でも、持続陽圧呼吸療法（CPAP）を受けると、熟睡できるようになります。

睡眠時随伴症

❶ むずむず脚症候群（レストレスレッグス症候群）

夜になると脚がむずむずして眠れない人は、もしかすると「むずむず脚症候群」かもしれません。日本での有病率は、女性が3・5％、男性が2・5％で、女性に多い病気です。鉄分の不足や、脳内物質のドーパミンの働きが悪いと起こります。次に挙げる症状があると、むずむず脚症候群と診断されます。

- **脚の異常な感覚や不快感のため、どうしても脚を動かしたくなる**
- **異常な感覚や不快感は、安静にしているとひどくなり、脚を動かすと軽くなる**
- **症状は日中よりも、夕方から夜にひどくなる**

治療の基本は、規則正しい生活など、睡眠に良い生活習慣を身につけることです。睡眠障害専門の医療機関では、鉄剤やドーパミンを増やす薬などが処方されます。

❷ レム睡眠行動障害

人の睡眠には2種類あり、体の眠りであるレム睡眠と脳の眠りであるノンレム睡眠に分けられます。レム睡眠中は夢を見ることが多いのですが、夢の通りに体が動いては危険です。そのため、レム睡眠のときには、脳から筋肉へ届く指令がブロックされています。ところが、レム睡眠行動障害の患者さんでは指令をブロックできなくなり、夢の中で動く通りに体が動いてしまいます。そのため、自分がケガをしたり、近くで眠っている人にケガをさせたりします。

対策としては、手足を動かしたり歩き回ってもケガをしないように、寝床の周りや床の危険物を片づけたり、ベッドをやめて床に布団を敷いて寝たりしましょう。寝室から外に出てしまう場合には、鍵をかけた方がよいです。一緒に寝ている人も危険ですから、ほかの部屋で眠るようにしてください。

治療薬としては、クロナゼパム（商品名：リボトリールなど）が処方されます。副作用でふらついたり転んだりすることがあるので、高齢者では注意が必要です。

❸ 寝言

眠っているはずの人があまりにもはっきりと話すので、起きていると思って返事をしたら実は寝言だった……という経験はありませんか？　あるいは、あまりにも奇想天外な寝言を聞いて、笑ってしまったことなどはないでしょうか。

特に問題がない寝言は、子どもの頃に多く見られますが、成長とともにだんだんと回数や長さが減り、25歳を過ぎるとほとんどなくなります。ただし、大人にもまれに見られ、家系的に寝言をよく言う家族というのもあります。

強いストレスにさらされると、寝言の回数や程度が増えます。生死に関わるほどの事故や事件に巻き込まれたときに起こる心的外傷後ストレス障害（ＰＴＳＤ）では、悪夢と一緒に寝言が出ます。そのほか、睡眠時無呼吸症候群やレム睡眠行動障害、ナルコレプシー、夜驚症《やきょうしょう》でも、寝言が聞かれます。

精神科の薬や心不全治療薬、胃潰瘍治療薬などの薬の副作用として、寝言が増えることもあります。このようなときは、担当の医師に相談してください。

❹ 悪夢

恐ろしい夢やイヤな夢は、子どものときによく見ますが、一般的には成長するにつれて見る回数が減ります。それでも、大人の100人にひとりは悪夢をよく見ます。寛容で芸術性や創造性に優れている人が、悪夢を見やすいとも言われています。

一般的には、精神的なストレスが悪夢を作ると考えられていますが、はっきりした原因はまだ分かっていません。「夢は危機的な状況に対処するための予行演習である」という説もありますから、悪夢はリスクマネジメントの一環なのかもしれません。

睡眠薬や抗うつ薬、パーキンソン病治療薬、降圧薬の中には、悪夢の原因となるものがあります。そんなときは主治医に相談して、薬の種類を変えてもらうとよいでしょう。

心的外傷後ストレス障害やナルコレプシー、レム睡眠行動障害、睡眠時無呼吸症候群、てんかんなどの病気のときにも、悪夢が増えます。きちんと治療すれば悪夢は減りますから、一度、睡眠障害の専門医や精神科医にご相談ください。

❺ 歯ぎしり

歯ぎしりといえば、上下の歯を食いしばってギシギシきしむような音が一般的ですが、上下の歯をカチカチ噛み合わせる歯ぎしりもあります。

歯ぎしりが問題となるのは、その音でベッドパートナーが眠れなくなるだけでなく、強く噛み合わせるために、歯がすり減ったりぐらついたり、あごの関節が痛んだりもします。

なぜ歯ぎしりするのかは、まだよく分かっていません。しかし、ストレスや飲酒、喫煙、カフェインは、歯ぎしりを起こす危険因子と考えられています。歯ぎしりに悩む人は、これらを避けた方がよいでしょう。

残念ながら、歯ぎしりを完全に止める治療法は、まだありません。今のところ歯ぎしりの治療には、主にマウスピースが用いられます。マウスピースでは歯ぎしりを減らせませんが、上下の歯が接触しないようにして、歯がすり減ったり欠けたりすることを防ぐために使われています。

❻ こむら返り

気持ちよく眠っていたのに、急にふくらはぎの筋肉（＝こむら）がつって、目が覚めたことはありませんか？　すべての年齢では16％以上、50歳以上になるとほぼ全員が、一生のうちに一度はこむら返りを経験すると報告されています。

日中に脚の筋肉を使いすぎると、眠っている間にこむら返りを起こすことがあります。また、脱水などで体内のイオンバランスが崩れたり、寒い時期に脚が冷えたりしても起こります。糖尿病や肝硬変、腰の病気、脚の静脈瘤、妊娠、飲酒でも、こむら返りを起こしやすくなります。

脚の筋肉を使いすぎたと思ったら、眠る前にふくらはぎの筋肉をマッサージしたりストレッチしたりしましょう。脚を冷やさないためには、レッグウォーマーや湯たんぽも効果的です。仰向けで重い掛け布団で寝ると、足首が伸びてふくらはぎの筋肉が緩み、こむら返りが起こりやすくなります。そんなときは、横向きで眠るか、軽い掛け布団に替えてみましょう。

子どもの睡眠障害

❶ 夢遊病

夢遊病《むゆうびょう》（睡眠時遊行症）では、眠りについてしばらくすると、突然起き上がって目的もなく歩き回ります。目を開けていて、障害物もうまく避けながら歩くので、目覚めているのかと思うのですが、話しかけても返事はありません。

夢遊病は4～6歳頃から始まり、7～14歳ぐらいで自然になくなります。5～12歳児の調査では、一度は夢遊したことがある子どもが約15％いて、しばしば夢遊する子どもは3～6％います。

成長とともに自然に起こらなくなるので、特に治療は必要ありません。歩き回るときにケガをしないように寝室の環境を整えて、見守ってあげてください。叱ったり、無理に目覚めさせようとしたりしないでおきましょう。

❷ 夜驚症

夜驚症《やきょうしょう》も、眠り始めて3～4時間以内の深い睡眠のときに起こります。家族に同じような症状が出やすいことは夢遊病に似ていますが、数は少なくなります。

典型的な夜驚症では、睡眠中に突然、叫び声を上げたり泣き声を出したりして、起き上がります。顔は、恐ろしい目にあったような表情をしています。手足をバタバタ動かしたり、汗をびっしょりかいていたりすることもあります。

発作は10～30分ほど続き、次第に静かになります。発作中に声をかけたり体を揺さぶったりしても、なかなか目覚めさせることはできません。翌朝には夜の出来事を全く覚えていません。

夜驚症の原因もまだ不明ですが、成長すると発作が起こらなくなることから、睡眠に関する脳の神経系の発達や成熟が、まだ不完全なためではないかと考えられています。多くはありませんが、発作の最中にケガをすることがあるので、寝床の周りには危険なものを置かないようにしましょう。

❸ 夜尿症（おねしょ）

おねしょのことを医学的には「夜尿症《やにょうしょう》」と呼びます。赤ちゃんの頃はだれでもみな、眠っていてもおしっこをします。成長するにしたがって、眠っている間に尿意を感じたら目覚められるようになります。この習慣が身につくと、普通は眠りながらおしっこをすることはなくなります。ところが、なにかのきっかけで、再びおねしょをしてしまう子どもがいます。これが夜尿症です。

夜尿症の原因は、まだよく分かっていませんが、睡眠メカニズムが未熟なためではないかと考えられています。心理的なストレスや生活習慣の乱れが、夜尿症を引き起こしたりひどくしたりすることがあります。

多くの場合、夜尿症は年齢とともに良くなります。そのため、小学校に上がる前の時期なら、様子を見るのがよいでしょう。強く叱ったりこだわったりすると、それがストレスになって、夜尿症が長引くことがあります。小学生になっても夜尿症が続き、本人が気にするようなら、小児科や泌尿器科で相談してみてください。

第3章

正しい睡眠のための生活習慣

光のコントロール

人が好む明るさはいつも一定なわけではなく、1日の中でも規則的に変化します。午前中は500ルクス以上の明るさを好みますが、午後からは少しずつ減っていき、夕方には200ルクスぐらいになります。このリズムに合わせて、オフィスは500〜1000ルクスありますし、家の台所や居間は200〜300ルクスのことが多いようです。

この明るさのリズムに合わせて、夕食後は照明を次第に暗くしていきましょう。また、夜間に買い物へ行くときは、短時間で済ませるようにしましょう。コンビニエンスストアなど明るい店の中は、1500ルクスもあります。立ち読みなどで必要以上に長居すると、メラトニンが減って眠気が弱くなってしまいます。

さらに、青い光「ブルーライト」は、睡眠ホルモンのメラトニンを減らします。そのため夜の照明の色は、ブルーライトが多く含まれる昼光色や昼白色を避けて、ブルーライト

光の明るさとメラトニン

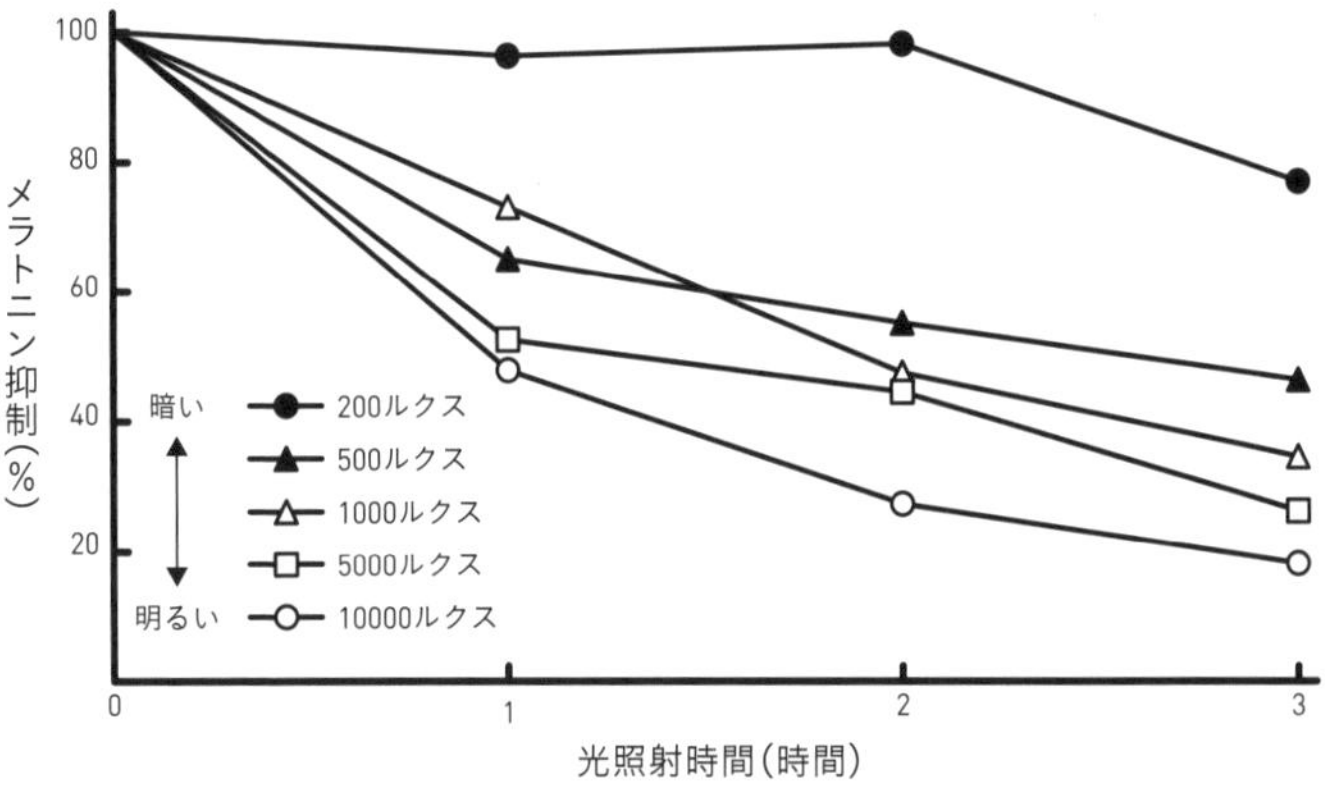

Hashimoto S, et al.「Melatonin rhythm is not shifted by lights that suppress nocturnal melatonin in humans under entrainment」(Am J Physiol. 270(5 Pt 2), R1073-7. 1996)より著者作成

が少ない電球色などの暖色系がおすすめです。

眠る前にテレビを見たりゲームをしたり、ネットやSNSをしている人も多いと思います。次ページの図のようにテレビやゲーム機、パソコン、スマートフォンなどの電子メディア機器の画面からは、ブルーライトがたくさん出ています。画面の青い部分だけでなく、白いところからもブルーライトが出ています。眠る直前までブルーライトを浴びていると、寝つきが悪くなったり、睡眠の質が悪くなったりします。電子メディア機器は、できれば眠る1時間前、少なくとも30分前にはオフにしましょう。寝床に入って照明を消してから画面を見るのは、わざわざ眠れなくなるためにしているのだと、知っておいてください。

ゲームやSNSなどは、朝に行うのがおすすめです。ブルーライトや明るい光を浴びると、睡眠ホルモン・メラトニンが急激に減って素早く目が覚めてきます。また、光は体内時計をリセットする働きがあるので、体調も良くなります。寝床を出たら、カーテンを開けた窓際で5~10分過ごすと、十分な光を浴びられます。できれば、外に出て朝日を浴びながら散歩すると、覚醒系神経を活性化するセロトニンが増えて、さらに効果的です。

朝から夕方まではなるべく、明るいところで過ごしましょう。日中にたくさん光を浴びると覚醒度が高まり、夜にはぐっすり眠れるようになります。

画面から出るブルーライトの量

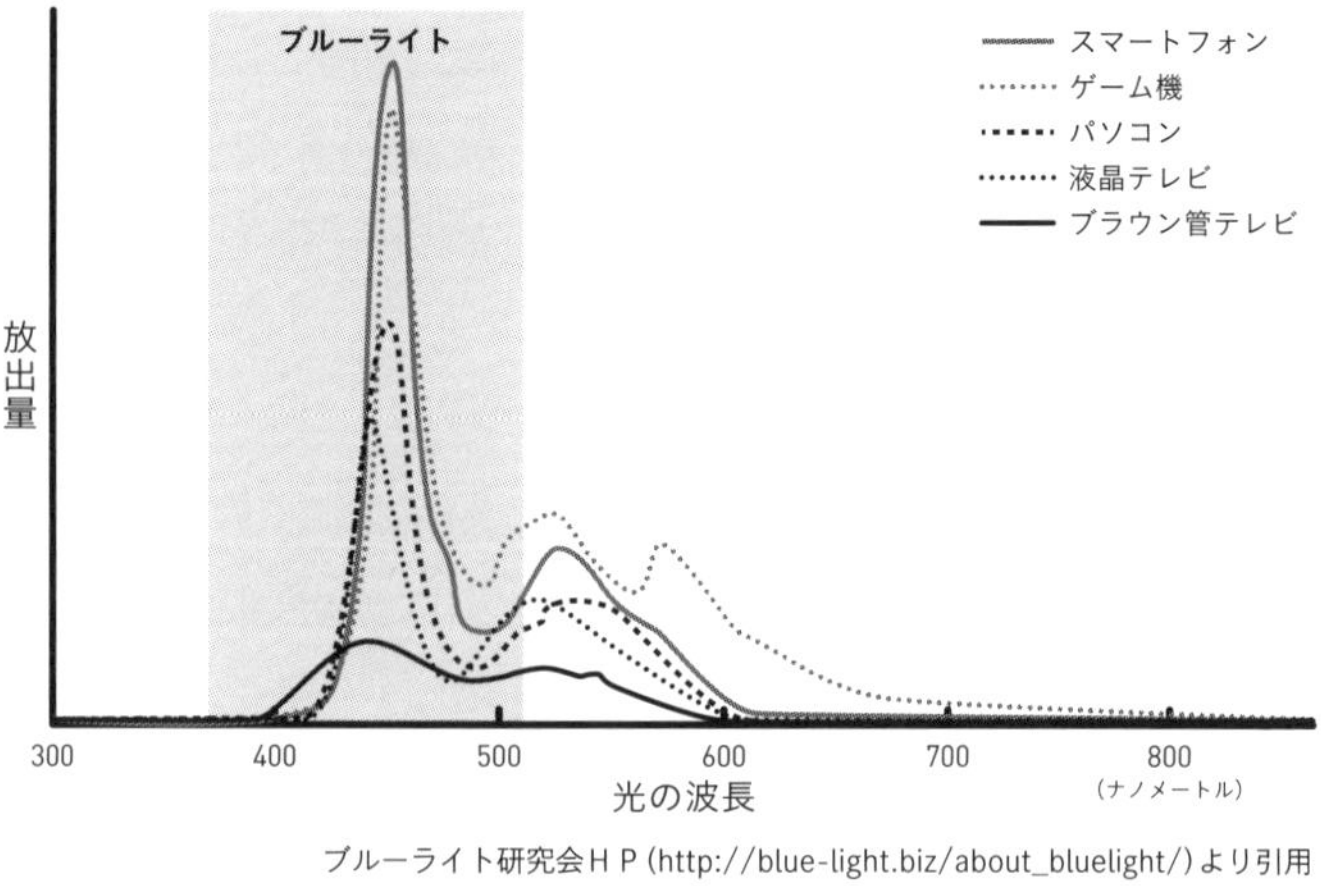

ブルーライト研究会ＨＰ(http://blue-light.biz/about_bluelight/)より引用

決まった時刻に起きる

朝起きる時刻と夜眠る時刻は、どちらが大事だと思いますか？　どちらも大切なのですが、どちらかというと起きる時刻を一定にすると、よく眠れて健康的な毎日を過ごせます。

理由は2つあります。まず、起床時刻を一定にすると、体内時計のリズムを整えやすくなります。

私たちの体のほとんどの細胞には、体内時計が組み込まれています。血圧や体温、ホルモンの分泌、気分の変動など約200もの生体リズムは、体内時計にコントロールされています。その体内時計の周期は、地球の1日である24時間より少し長く、1日が24時間プラスαで回っています。そのため、毎朝、体内時計をリセットしないと、体内時計と地球の時間がずれます。すると体調が悪くなったり、社会生活が難しくなったりします。

体内時計をリセットするには、強い光を浴びる必要があります。朝はなるべく同じ時刻に起きて朝日を浴びると、体内時計がリセットされて新しい1日が始まります。休日は遅い時刻まで眠っていたいでしょうが、平日の起床時刻プラス2時間以内には起きて、しばらく明るいところで過ごしましょう。

もうひとつの理由は、起床時刻が就寝時刻を決めるからです。

夜眠っている間に、たくさんのメラトニン（睡眠ホルモン）が分泌されています。朝起きて明るい光を見ると、メラトニンは急激に量を減らします。そして、明るい光をはじめて見てから14～16時間たつと、再び分泌が始まります。メラトニンが分泌され始めて2～3時間たつと眠気が強くなり、このときに寝床につくと気持ちよく寝つけます。

メラトニンの分泌量

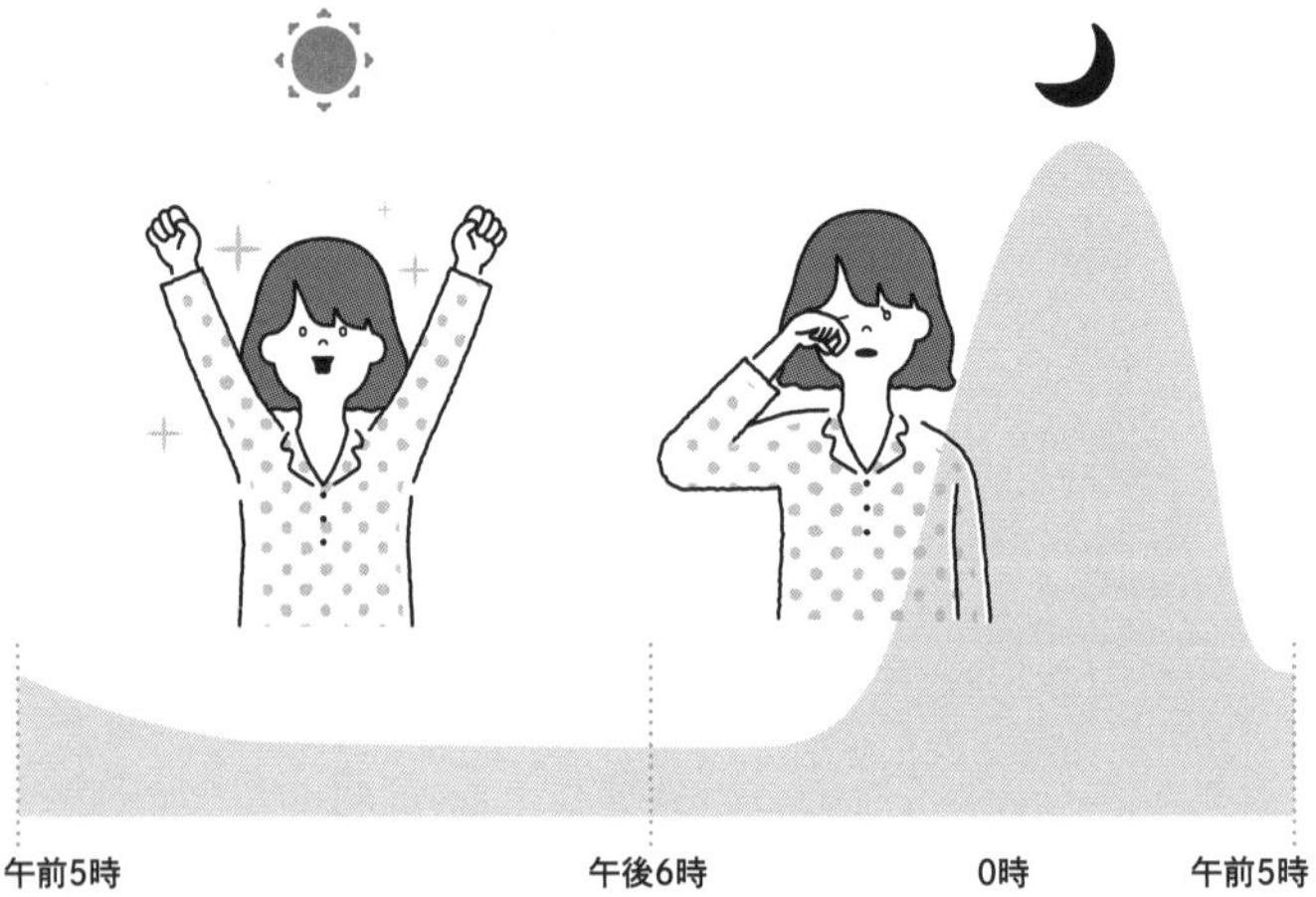

正しい二度寝の仕方

「二度寝は質が悪い睡眠が続くだけで、逆に体が疲れるから止めた方がよい」と言われています。しかし、実際には気持ちが良くて、幸せな気分になれます。二度寝で幸福感が得られるメカニズムは、まだ、科学的に解明されていません。これまでに知られている事実から、その仕組みを考えてみました。

★睡眠不足の解消

昼休みに短時間の仮眠をとると、目覚めたときスッキリして、午後からの仕事や家事を頑張れます。短時間の仮眠と同じ効果が、朝の二度寝にもあります。

★夢の続きが見られる

朝方には、浅い睡眠であるレム睡眠が多くなります。レム睡眠中にはよく夢を見ます。夢を見たり起きたりで、いわゆる「夢うつつ」の幸せな気分になれます。

★外界からの刺激がソフトに

朝方に眠りが浅くなると、外界からの刺激が少しずつ分かるようになります。二度寝しているときに、ほんわかと感じる光や物音、布団の触感などが、天国にいる気持ちにしてくれます。

★抗ストレスホルモンの働き

目覚める頃には「コルチゾール」というホルモンが急に増えます。コルチゾールは、ストレスを和らげたり、幸せな気分にしてくれたりする働きがあります。

二度寝の達人になるには、眠ることだけでなく、目覚め方にも気を配りましょう。スッキリ目覚めなければ、せっかくの二度寝の幸福感が失われてしまいます。

一度、目が覚めたら二度寝する前に、カーテンやブラインドを開けたり、リモコンで照明をつけたりして、光が目に当たるようにしておきましょう。目覚ましのアラームは無機質な音よりも、自分の名前を録音したものを使うと、気持ちよく目覚められます。睡眠中には外界からの情報の多くがブロックされていますが、名前は脳にまで届きやすいからです。

寝すぎないことも大切です。二度寝は1回20分だけがベストです。何度もスヌーズを使うなら、最初に起きる時刻を少し遅らせましょう。最後に、二度寝したことを後悔せず、「ラッキー！　得したね」と前向きに考えましょう。

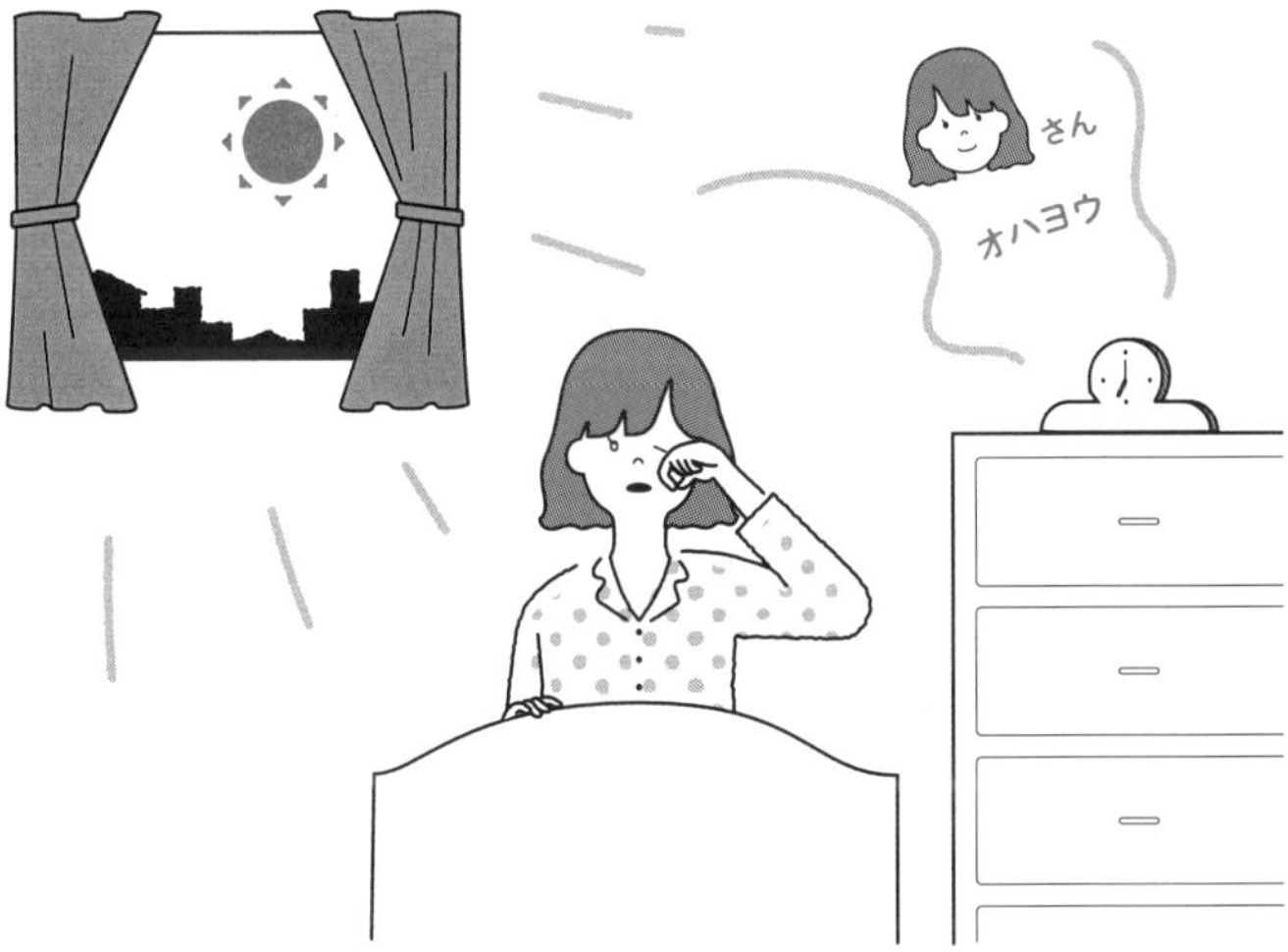

就寝時刻

以前は「午後10時から午前2時は睡眠のゴールデンタイム」と、一部で言われていました。これは全くの間違いではありませんが、あまり正確でもありません。

深いノンレム睡眠（脳の眠り）のときに、成長ホルモンがたくさん出ます。成長ホルモンは子どもでは成長を促し、大人では体のメンテナンスを行ってくれます。成長ホルモンがたくさん出る時間を午後10時から午前2時と思い込んだ人がいて、この時間帯が睡眠のゴールデンタイムと呼ばれるようになったのでしょう。

実際には、成長ホルモンがたくさん分泌される深いノンレム睡眠は、「寝ついてからの約3時間」に多く現れます。それは、真夜中をはさんだ4時間とは限りません。「時刻」よりも「寝ついてからの経過時間」に、関係が深いのです。

とはいえ、全くの間違いでもありません。睡眠には脳の眠りであるノンレム睡眠と、体が眠って脳が活動しているレム睡眠の2種類があります。ノンレム睡眠のうち特に大切な深いノンレム睡眠は、寝ついてから早い時間帯に現れ、時間がたつにつれて浅いノンレム睡眠が増えてきます。一方、レム睡眠は早朝以降に現れやすくなります。

普通はノンレム睡眠とレム睡眠がバランスよく現れて、ぐっすり眠れます。ところが遅い時刻、例えば午前3時から眠った場合、寝ついてからすぐに現れるノンレム睡眠と、早朝に現れやすいレム睡眠が喧嘩するため、睡眠のリズムが狂って睡眠の質が悪くなります。

また、多くの大人は自分の通勤や子どもの登校などのため、平日は午前6~8時には起きなければなりません。健康的な人生が送れる睡眠時間は6~8時間ですから、起床時刻から逆算すると、午後10時~午前0時には寝つかないといけません。

これらのことを考えて、私は「一般的な大人の方は、ひどい夜型でなければ午後10時~午前0時には寝床に入る」ことをおすすめします。

また、休日前夜の夜更かしも、ほどほどにしておきましょう。起床時刻ほどではないですが、就寝時刻も平日と休前日・休日で大きなずれがあると、心身に大きな負担がかかって体内時計が狂い、時差ぼけと同じような症状が出やすくなります。体内時計をうまく回して体調を崩さないためにも、毎日の就寝時刻のずれを2時間以内にしておきましょう。

運動

休日の過ごし方によって、熟睡できたりあまり眠れなかったりと、違いが出ませんか？スポーツなどをして体をたくさん動かした日の夜は、ぐっすり眠れることが多いと思います。一方、家の中で1日中ゴロゴロして、あまり体を動かさずに過ごすと、寝つきが悪かったり夜中に目が覚めやすくなったりします。

これは、体を動かすと、動かす命令を出している脳の部分が、ほかの部分に比べて深く眠るからです。例えば、腕を一生懸命に動かすと、それに対応した脳の部分の深い睡眠が増えます。逆に、ギプスなどで腕を動かさないようにされると、脳の同じところの深い睡眠が減ります。これはおそらく、脳が疲労を回復させるために深く眠るのだと考えられます。

スポーツ選手は一般の人に比べて長い時間、睡眠をとっています。一般の大学生の睡眠

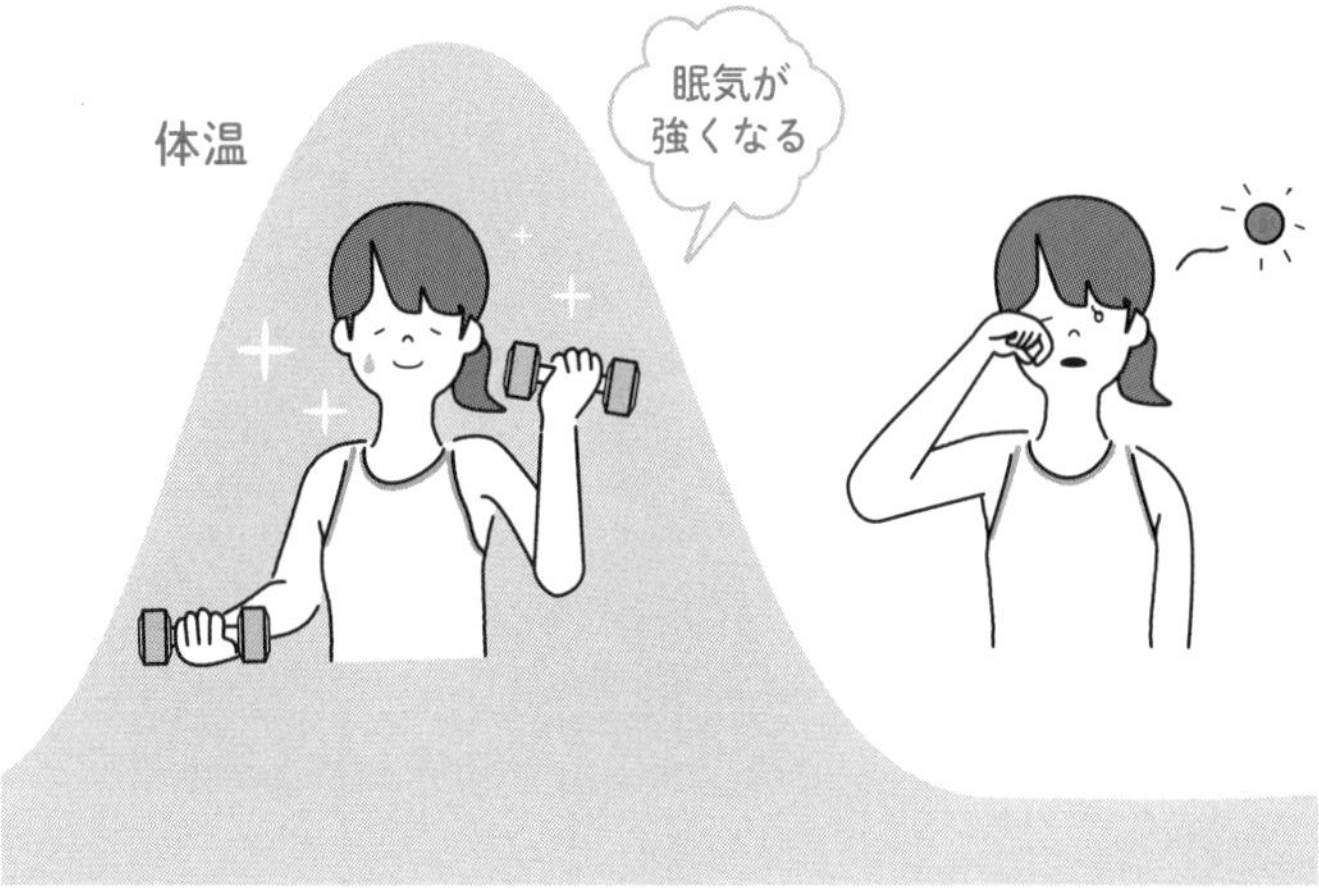

時間は、6時間台です。ところが、ある調査によると大学駅伝の選手は、平均7時間半の睡眠をとります。さらに、練習量が増える夏合宿中の睡眠時間は、8時間45分もありました。アスリートは練習で傷んだ細胞のメンテナンスのため、十分な睡眠が必要なのです。

ところで、「良い睡眠をとると運動能力が高まる」ということを知っていますか？　アメリカの大学のバスケットボールチームで、睡眠時間を長くとる実験が行われたことがあります。実験前に比べて、選手たちは毎日2時間〜2時間半ほど、長く眠るようになりました。8週間の実験期間で、ダッシュのスピードが上がり、フリースローや3点シュートの成功確率が高まり、やる気が向上しました。スポーツがうまくなりたい人は、練習と同じくらい睡眠を大切にしてほしいものです。

スポーツ選手ほどではないにしても、質の良い睡眠をとるためには、適度な運動をすることがすすめられています。メタボリック症候群や生活習慣病の予防もかねて、1日30分以上、週5回以上の有酸素運動をしてみるとよいでしょう。

運動はどんなものでもよいのですが、おすすめはリズムのある運動です。例えば、ウォーキングやジョギング、自転車、スイミングなどです。リズムがある運動をすると、覚醒系の神経伝達物質（神経細胞が情報をやりとりするときに出す物質）のひとつであるセロトニンが増えます。セロトニンは、目を覚ますことのほかに、気持ちを安定させる働きもあります。セロトニンは、夜になると睡眠ホルモン・メラトニンに変わります。リズムのある運動→セロトニン→メラトニン→快眠というわけです。

運動は日中に行ってもよいのですが、夜にやっても睡眠に良い効果があります。就寝時刻の1～2時間前に30分ほどウォーキングなどの軽い運動を行うと、脳や内臓などの深部体温が少し上がります。運動を終えてしばらくすると体温が下がり始め、それに伴って眠気が強くなります。ただし、眠る直前に激しい運動をすると目がさえてしまうので、止めておきましょう。

入浴

お風呂に入ると体が温まり、皮膚の血管が開きます。脳や内臓の熱は血液にのって皮膚へ運ばれ、皮膚の表面で熱を失って冷たくなります。その冷めた血液が体の奥に戻ると、脳や内臓が冷やされます。脳が冷やされると眠気が強くなるので、就寝前に入浴すると眠りやすくなります。また、入浴にはリラックス効果もあります。心が癒やされるのと同時に、凝り固まった筋肉もほぐれて、睡眠の準備が整います。

入浴は正しく行わないと、逆効果になることがあります。お風呂には、寝床につく予定時刻の1~2時間前に入りましょう。お湯が熱いと交感神経が刺激されて目が覚めてしまうので、37~40℃のぬるめのお湯に10~20分ほど入ります。どうしても熱いお風呂に入りたいときは、少し早めに夕食の前などがおすすめです。

お風呂から上がって汗が引く頃には深部体温も下がってくるので、この頃が寝床に入る良いタイミングです。

少し効果は落ちますが、入浴の準備をする時間がないときは、半身浴や「手浴＋足浴」をおすすめします。「手浴＋足浴」は、42℃くらいのお湯を洗面器に入れて、手首から先あるいは足首から下を10～15分間お湯につけます。お湯の温度が下がったら、新しいお湯をつぎ足してください。

アロマバスもおすすめです。38℃前後のややぬるま湯を張ったバスタブに、ローズ・オットーやベルガモットなどのアロマオイルを落とします。そして、肩までお湯につかりましょう。バスルームの床に精油を数滴たらしても、入浴中に心地よい香りが立ち上ります。半身浴や手浴＋足浴でも使えます。

入浴での体温変化

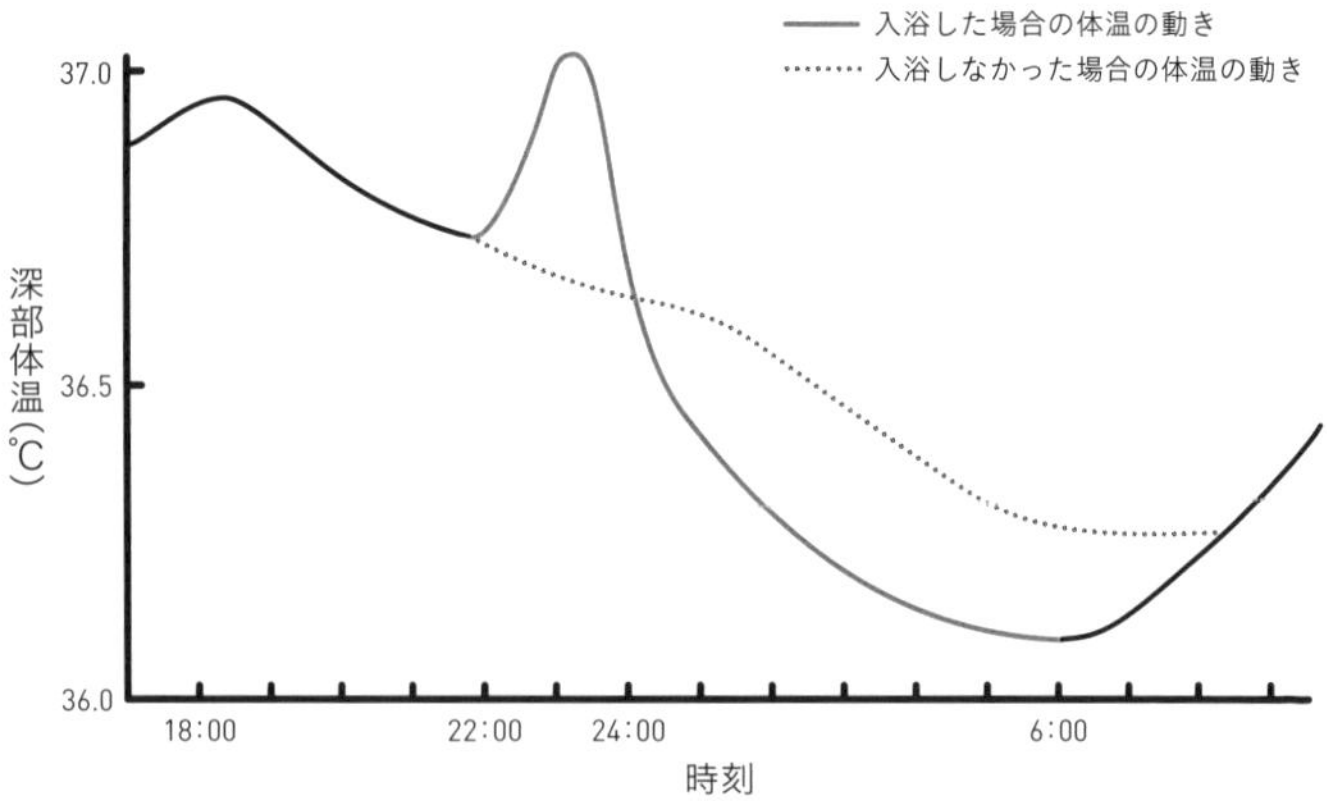

週刊朝日増刊『ゆとりら 夏号』朝日新聞出版より引用

喫煙

2018年「全国たばこ喫煙者率調査」によると、男性の喫煙率は27・8％でした。ピーク時（1966年）の83・7％と比較すると、約50年間で56ポイントも減少しています。しかし、諸外国と比べると、まだまだ高い数字です。一方、同じ調査で女性の喫煙率は8・7％でした。ピーク時の1966年と比べて少しは下がっていますが、ほぼ横ばいの状態です。女性で喫煙率が最も高い年代は40歳代（13・6％）で、最低は60歳以上（5・4％）です。目覚めの一服を吸う人は、「頭がスッキリして目覚めに役立つ」とよく言います。逆に就寝前に一服する人は、「気持ちが落ち着いて寝つきが良くなる」と信じているようです。どちらが正しいのでしょうか？

タバコに含まれるニコチンには、覚醒作用と鎮静作用の両方があります。これらの作用により、目覚めや快眠にタバコが役立つと思ってしまう人が多いようです。

この2つでより効果が強いのは、覚醒作用の方です。そのため、寝タバコは完全に逆効果と言えます。ニコチンの体内での半減期は約2時間なので、なんとなく気持ちが落ち着いて眠りやすいような気分になるにしても、就寝前の2時間以上はタバコを吸わない方が、実際はよく眠れるということになります。

タバコを吸う人と吸わない人を調べた研究では、非喫煙者に比べて喫煙者は、寝床についてから寝つくまでの時間が平均5分長く、総睡眠時間が14分短いことが分かりました。また、喫煙者は非喫煙者と比べて、浅い睡眠が24％多く、深い睡眠が14％少なくなっていました。さらに喫煙者は、睡眠時無呼吸症候群（82ページ）になる確率が2・5倍も高くなります。

目覚めたときにすぐタバコを吸いたくなる人も、「ニコチンの覚醒作用をうまく利用できている」などとは思わない方がよいでしょう。目覚めの効果よりずっと有害な「ニコチン依存症」になっている可能性が高いからです。睡眠中は血液中のニコチン濃度が低下しますが、ニコチン依存症だとこの状態に耐えられなくなるため、起きてすぐにニコチンを補給せずにはいられなくなってしまいます。朝の一服が止められない人は、早めに禁煙外来を受診することをおすすめします。

飲酒

アルコールには、不安を減らしたり気持ちを落ち着かせたりして、睡眠を促す働きがあります。そのため、世界各地で眠る前にお酒を飲む風習があります。欧米では、寝酒としてリキュールや蒸留酒などアルコール度数が高いものが好まれ、寝酒そのものを意味する「ナイト・キャップ」というカクテルまであります。

世界的に見て日本は、特に寝酒が好まれています。欧米やアジアの10カ国を比較した調査では、日本人は不眠のために医療機関を受診する割合が極端に少なく、そのかわり不眠を解消するためにアルコールを摂取する割合がダントツに高く、3割を占めていました。

日本のある大学病院の睡眠障害外来を受診した50歳以上の不眠症患者さんのうち、実に8割以上が睡眠薬の代わりにお酒を飲んでいた、という調査結果もあります。どうやら日本人には「睡眠薬よりお酒の方が安全」という思い込みがあるようです。それは本当でしょうか？

少量のアルコールを飲むと、寝つきが良くなるのは事実です。アルコールは脳の中で、興奮系の神経伝達物質であるグルタミン酸の働きを抑え、抑制系の神経伝達物質であるギャバの受容体を刺激することで、鎮静や催眠の作用を発揮します。

ところが、アルコールは量が増えると、睡眠の質を悪くしてしまいます。体重1kgあたり1gほどの中等量のアルコールでは、睡眠前半の深い睡眠が増えますが、後半には浅い睡眠が増え、夜中に目覚めやすくなります。

アルコールは、ストレスを解消して気分をリラックスさせ、親密な人間関係を作るきっかけにもなります。飲み方に気をつければ、人生に彩りを加えてくれるはずです。

寝つくときにアルコールの血中濃度がゼロであれば、少なくともアルコールによる睡眠への悪影響は防げます。そのためには、体重60kgの健康な男性の場合、眠る3時間前までに日本酒なら1合、ビールなら500㎖、ワインならグラス2杯を限度として楽しみましょう。

女性や高齢者は、肝臓でのアルコールの分解能力が男性より低いため、この量の半分にとどめておくのがよいようです。週1～2日の休肝日も忘れずに。

昼寝

十分な睡眠がとれていれば、午前中は眠気が少ないはずです。もし、起床してから4時間後に眠気がある場合は、寝不足の状態だと考えられます。また、休日の睡眠時間が平日の睡眠時間より2時間以上長い人も、睡眠不足が続いていると考えられます。

理想的には夜の睡眠時間を確保するとよいのですが、難しいのが現実でしょう。そんなときには、積極的に仮眠をとりましょう。仮眠といっても、時間や目的によってさまざまです。おすすめは、平日に行うパワー・ナップと、休日のホリデー・ナップです。

パワー・ナップは、正午から午後3時までの間にとる20分の仮眠です。厚生労働省が発表した「睡眠12箇条」でも、午後の作業能率を改善するために、短時間の昼寝をすすめています。

遅い時間に仮眠をとると、夜の睡眠に悪影響が出ます。そのためパワー・ナップは、夕方より前に終わっておく必要があります。また短時間の仮眠は、眠りが深くならないうちに目覚めた方がよいので、若い人は20分、高齢者でも30分までにしておきましょう。

ビジネス・パーソンは昼休みが終われば、昼寝どころではなくなります。ですから、昼休みの前半で昼食をとり、さらにコーヒーや紅茶、緑茶などでカフェインをとって、後半に20分の昼寝をするのが現実的です。パワー・ナップの前にカフェインをとると、目覚める頃にカフェインの覚醒効果が表れて、スッキリ目が覚め、クリアな頭で午後の仕事を始められます。

あまり深く眠らないようにするために、机に顔を伏せたり椅子にもたれかかったりして昼寝をしましょう。昼寝用枕などのグッズを使うこともおすすめです。

平日の睡眠不足が休日まで持ち越されたときは、休日に90分の仮眠（ホリデー・ナップ）をとりましょう。90分というのは、睡眠のリズムで目覚めやすい時間です。ただし、遅い時間帯に仮眠すると、夜の睡眠に悪影響なので、午後3～4時までに起きてください。

パワー・ナップと違いホリデー・ナップでは、ソファやベッドなどに横になって眠るのがよいでしょう。もちろん、眠りすぎないようにするため、必ず目覚ましアラームをセットしておきましょう。

ストレス対処法

快眠の条件は3つあります。まず、生活習慣を正すこと。次に、寝室の環境を整えること。そして、ストレスを解消することです。

ストレスに適応して生き抜くための戦略は、大きく分けて2つあります。ひとつが「問題中心対処」、もうひとつが「情緒中心対処」です。これらの対処法によって、ストレスを起こしている原因をなくしたり、ストレスをストレスと感じないようにしたりできます。

「問題中心対処」では、次に挙げることを実行します。

- 段階ごとに問題を考えてみる
- 問題の解決方法をいくつも考えてみる
- 出来事の状況をもっと詳しく調べてみる

- 問題解決のために積極的行動に出る
- 家族・友人・専門家に相談する

はじめの2つは考えるだけですから、眠る前や布団に入ってからでも実行できそうです。ただし、あまり深く考えすぎると、逆に目がさえてしまうので要注意です。また、なるべく楽しい解決方法や奇想天外な行動計画を考えることをおすすめします。ワクワクして、良い夢が見られそうですね。

「情緒中心対処」では、次に挙げる「積極的認知対処」がおすすめです。

- その出来事にプラスの面を見つける
- 一歩退いて出来事を冷静に見直す
- どうにかなると考え、心配しないようにする
- 苦労を良い経験として生かす
- 物事の処理を妨げないように、心を落ち着かせる
- 最良でなく、その次に良いことでも受け入れる

● スポーツで気を紛らわす

この考え方を身につけると、「禍《わざわい》を転じて福と為《な》す」の人生を歩めることでしょう。また、日中のスポーツや夕方の軽い運動による疲労は、睡眠に良い効果をもたらしてくれます。

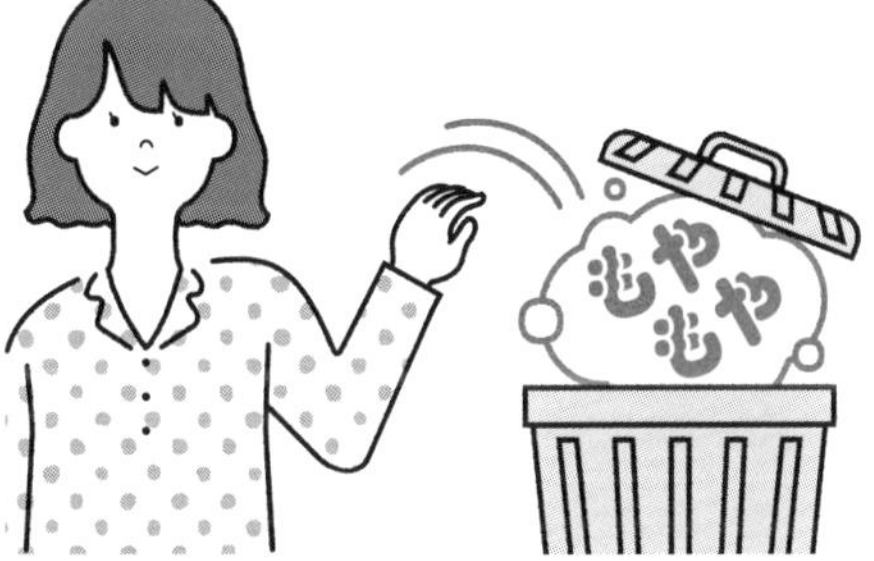

呼吸法

人前で話すときなど緊張する場面では、呼吸が速く浅くなりませんか？　心身の緊張の度合いと呼吸の状態の間には、密接な関係があります。強いストレスにさらされていて心身の緊張が強い人は、呼吸が速く浅くなります。逆に十分リラックスしている人は、ゆっくり深く呼吸しています。意識的にゆっくりと大きな呼吸をすると、心身の緊張がほぐれていきます。

ストレスを感じながら寝床に入ったら、ゆっくり息を吸ってちょっと息を止め、ゆっくり息を吐いてまたちょっと止めてみましょう。胸式呼吸でも腹式呼吸でもかまいません。息を吸うときには、胸あるいはお腹の筋肉が動いていることを意識します。また、息を吐くときに胸やお腹の力を抜くと、筋肉の緊張がどのくらいなくなるかも感じてください。

「4・7・8呼吸法」というやり方もあります。統合医療の専門家であるアンドルー・ワイ

4・7・8呼吸法

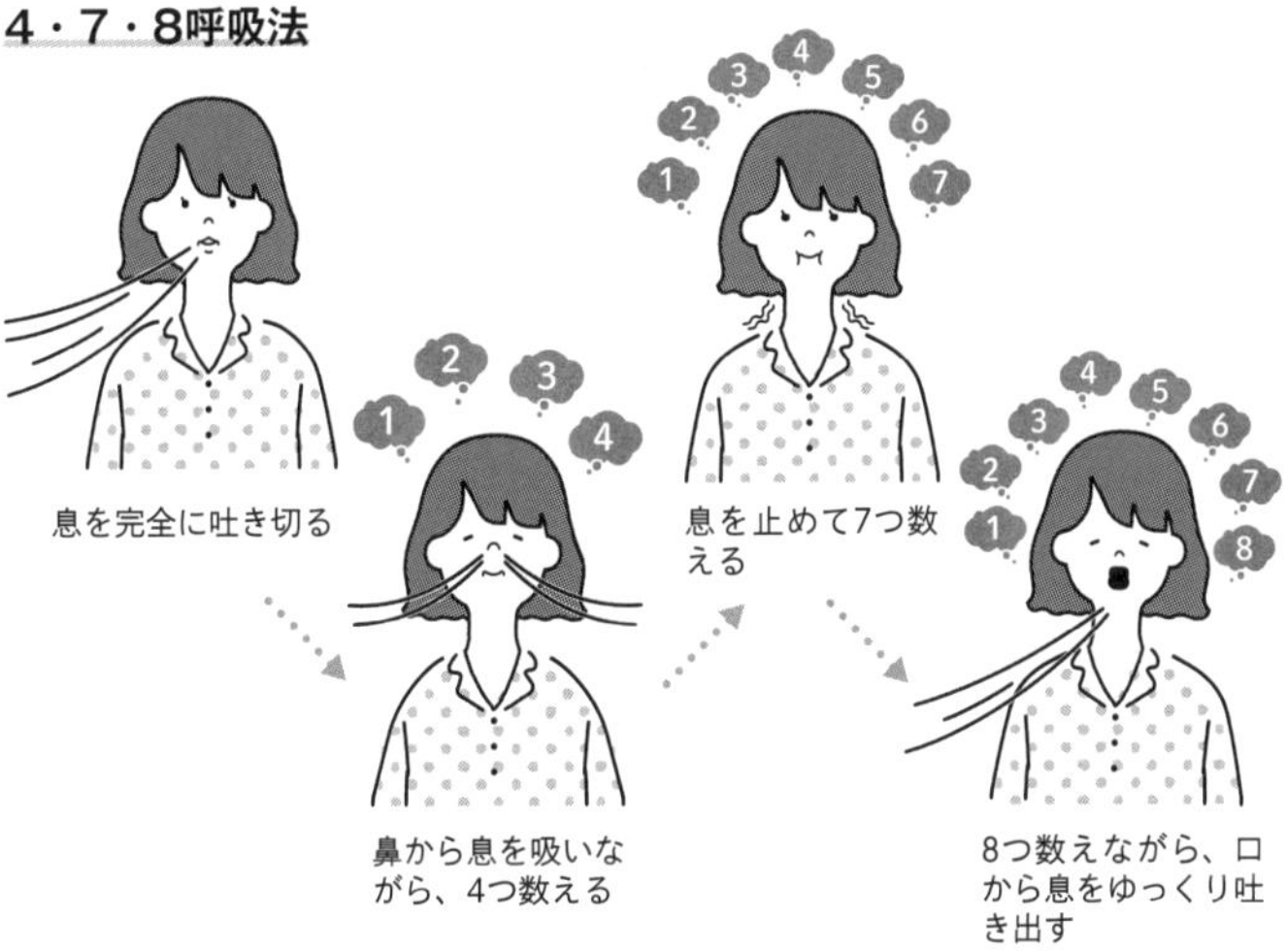
息を完全に吐き切る
鼻から息を吸いながら、4つ数える
息を止めて7つ数える
8つ数えながら、口から息をゆっくり吐き出す

ル氏が提唱しているもので、安倍晋三前首相も行っているそうです。まず、息を完全に吐き切ります。次に、鼻から息を吸いながら４つ数えます。そして、息を止めて７つ数えます。最後に、８つ数えながら口から息をゆっくり吐き出します。

ストレスにさらされている人は、呼吸に集中しようとしてもいろいろなことを考えてしまいがちです。そんなときに「考えてはいけない」と思うと、なおさらその考えにとらわれてしまいます。考えや悩みごとが浮かんできたら、イメージの中で「雑念」や「あとで」と書いたお札を貼りましょう。だんだん気にならなくなってきます。

筋弛緩法

「緊張している筋肉を緩めてください」と言っても、ほとんどの人はうまく筋肉の緊張がとれません。しかし、緊張している筋肉に一度、力を入れてから、急激に力を抜くとスムーズにリラックスできます。不眠症の治療ではこれを応用して、「漸進的筋弛緩法《ぜんしんてききんしかんほう》」というものが行われています。呼吸法に合わせて漸進的筋弛緩法を行うと、より効果的です。

漸進的筋弛緩法は、次の手順で行います。

①気持ちいい場所に寝転んで、軽く目をつぶる
②ゆっくりと腹式呼吸を数回行う
③呼吸を続けながら、親指を中に入れて手を強く握る
④10秒間力を入れたら、一気に力を抜く

漸進的筋弛緩法

❶

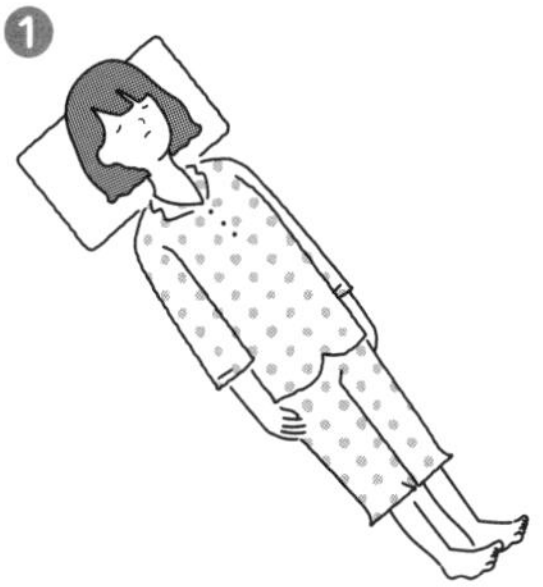

気持ちいい場所に寝転んで、軽く目をつぶる

❷

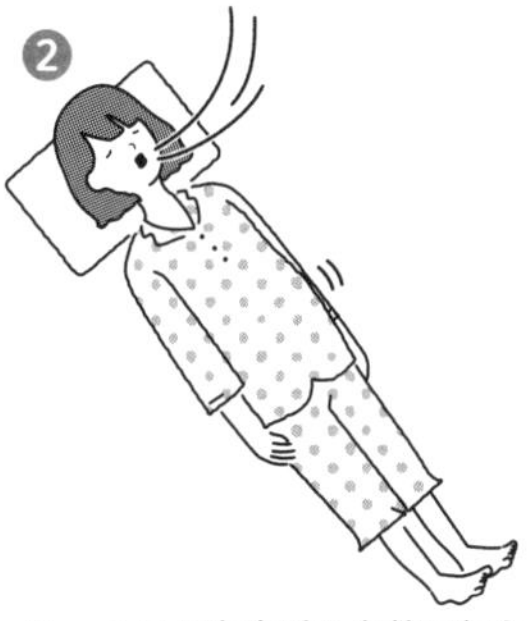

ゆっくりと腹式呼吸を数回行う

❸

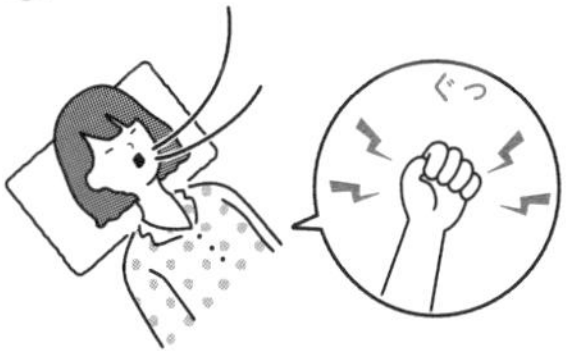

呼吸を続けながら、親指を中に入れて手を強く握る

❹

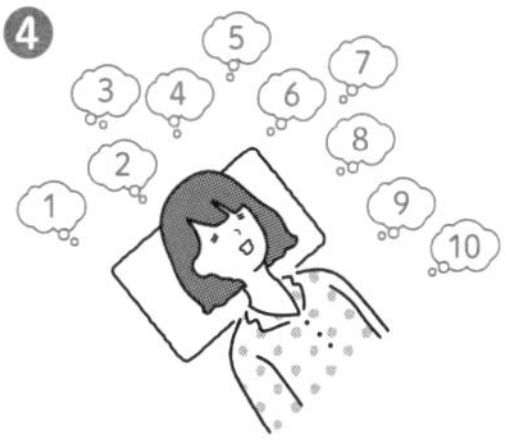

10秒間力を入れたら、一気に力を抜く

❺

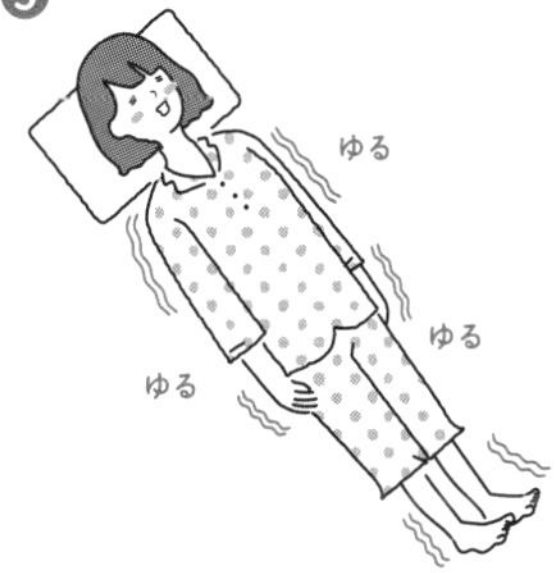

20秒間、腕の筋肉が緩んでいる状態を感じる

❻

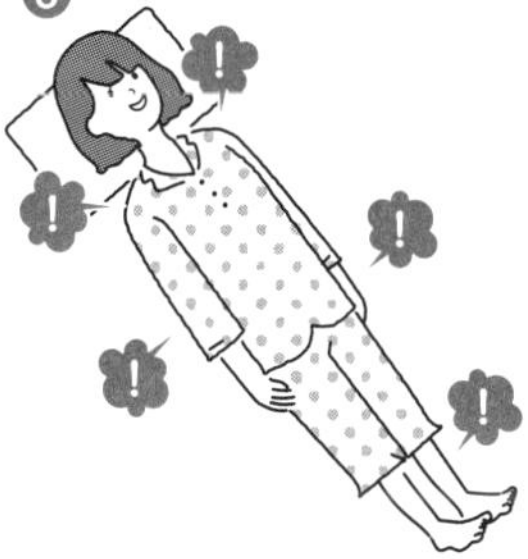

❸～❺を上腕や肩、首、脚、腰、背中、全身などでも行う

⑤20秒間、腕の筋肉が緩んでいる状態を感じる
⑥③～⑤を上腕や肩、首、脚、腰、背中、全身などでも行う

睡眠日記

良い睡眠をとるためには、まずは自分の睡眠状態をしっかり把握しましょう。そのためには、睡眠日記をつけるのが早道です。

睡眠日記には、寝床に入った時刻、実際に寝ついた時刻、目が覚めた時刻、寝床を離れた時刻などを記入します。睡眠薬を飲んでいる人は飲んだ時刻を、夜中に目覚めてしばらく眠れなかったときはその時間も記入してください。

睡眠日記を枕元に置いて眠り、目覚めたらすぐに書くと忘れずに続けられます。日中に眠気が強かった時間帯や仮眠をとった時間は、夜に眠る前に書きましょう。

1週間ごとに睡眠日記を見て、睡眠状態を振り返ってください。睡眠時間は十分か、平日と休日で就寝時刻や起床時刻の差が大きくないか、午前中から眠気が強くないか、などがチェックポイントです。改善できることが見つかれば、次の週に試してみてください。

睡眠日記

	12	14	16	午後 18	20	22	(深夜) 24	2	4	午前 6	8	10	12
月　日 (　　)	(自由記入欄)												
月　日 (　　)													
月　日 (　　)													
月　日 (　　)													
月　日 (　　)													
月　日 (　　)													
月　日 (　　)													

12　14　16　18　20　22　24　2　4　6　8　10　12

	12	14	16	午後 18	20	22	(深夜) 24	2	4	午前 6	8	10	12
月　日 (　　)	(自由記入欄)												
月　日 (　　)													
月　日 (　　)													
月　日 (　　)													
月　日 (　　)													
月　日 (　　)													
月　日 (　　)													

12　14　16　18　20　22　24　2　4　6　8　10　12

記入例

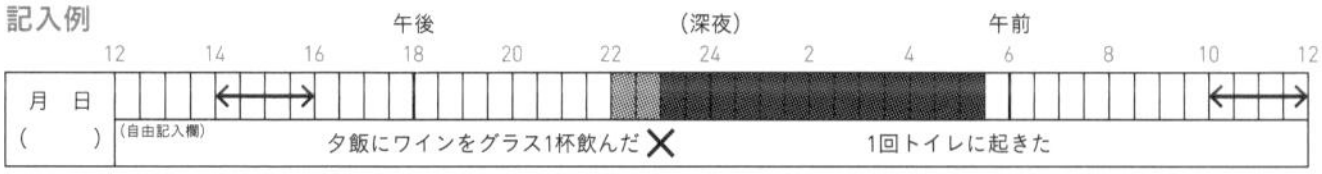

■眠っていた(塗りつぶし)　▨寝床についたけれども目が覚めていた(斜線)　⟷強い眠気(矢印)　✕睡眠薬を服用(バツ印)

※自由記入欄には、睡眠について気がついたことを記入　(例)夜間に目覚めた回数、朝起きたときの気分、昼の眠気、など

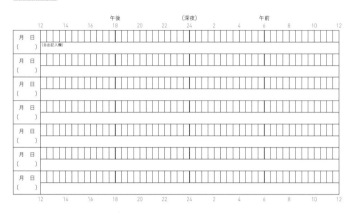

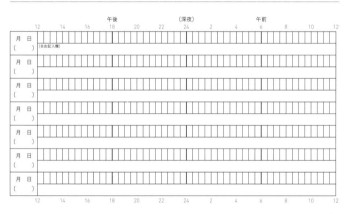

眠れないときは寝床を出る

寝床に入ったのだけど、いろいろなことが頭に浮かんで、なかなか寝つけないことはありませんか？　あるいは、夜中に目覚めてトイレへ行ったものの、そのあとなかなか眠れず、気がついたら外が明るくなっていた、という経験があるかもしれません。

寝床で眠れないとき、我慢して眠れるまで待つ人が多いようです。しかし、それは時間の無駄です。15分たっても眠れないときは、寝床を出ましょう。できれば、寝室からも出てしまいます。リビングなどで好きな音楽を聴いたり、軽い読書をしたりしてリラックスしましょう。テレビや携帯は逆効果なので、見てはいけません。再び眠くなったら、寝床に戻って目をつぶります。そのまま眠れるとよいですが、ダメならもう一度寝床から出て、同じことをくり返します。朝になって起きる時刻がきたら、潔く布団から出ましょう。日中は仮眠せず睡眠不足に耐えられれば、次の夜には熟睡できるはずです。

季節で眠る場所を変える

自分の住まいであれば、必ずしも寝室で眠る必要はありません。ある調査によると、季節によって眠る場所を変えている人が、全体の4割もいます。こういう生活習慣を持つ人は、遊牧民という意味で「ノマッド」と呼ばれています。

寝室以外で眠る場所として、リビングが最も多くなっています。眠るまでエアコンを使いながらリビングにいたのなら、そこが寝室よりも夏は涼しく冬は暖かいわけですから、理にかなっていますね。そうでなければ、温度計で各部屋の気温を測って、一番快適な温度の部屋で眠るのがよいでしょう。

ただし、体感温度は室温だけでなく、壁や天井、床からの輻射熱《ふくしゃねつ》も関係します。夏には南や西側の部屋より北や東側の部屋、2階より1階が涼しく感じられます。冬は2階の南側の部屋が、最も暖かいでしょう。一度眠ってみて一番眠りやすいところを、夏や冬の寝室に決めてはいかがでしょうか。

防犯上の問題がなければ、夏にはベランダや庭で眠ることも選択肢のひとつです。夕方に打ち水をして温度を下げておくと、室内に比べてかなり涼しく眠れます。蚊帳《かや》などでしっかり虫対策をすれば、都会でも手軽にアウトドア気分が楽しめます。新型コロナウイルス感染症に対するステイホーム期間中に、「おうちキャンプ」をする人も増えました。一度、挑戦してみてはいかがでしょうか？

第4章

正しい睡眠のための寝室の環境

温度・湿度

睡眠に影響を与える寝室の環境として、温度や湿度、明るさ、音などがあります。これらのうちで最も注意を払わなければならないのが、温度と湿度です。特に高温多湿の夏や寒く乾燥した冬には、寝室の温度と湿度が睡眠の質を決めます。

睡眠中には体温が1℃ほど変化します。いつも寝床に入る時刻の約1時間前から、手足の皮膚の血管が開き、皮膚の温度が下がります。皮膚で熱を失って冷やされた血液が体の奥に戻ると、内臓や脳の温度（深部体温）が下がります。深部体温は眠っているうちにさらに下がり、目覚めるしばらく前から少し上がり始めます。

体温の変化に伴って、寝床の中の環境（寝床内気候）も変わります。人が寝床に入ると寝床の中の温度は急激に上昇し、逆に湿度は急激に低下します。その後1～2時間で、温度・湿度ともに安定します。快適に眠れる寝床の中は、温度が32～34℃、湿度が40～60％

と言われています。

寝室の温度や湿度が問題になるのは、主に夏と冬でしょう。

熱帯夜などで寝室の温度が高いと、体温との差が小さくなるため効率よく体温を下げられません。また、暑いときに汗をかくと、汗が蒸発するときに皮膚の表面から熱が奪われて体温が下がりますが、湿度が高いと汗が蒸発しにくくなって十分に体温が下がりません。このため、熱帯夜は寝苦しい夜になるのです。

寝具を使用しない状態で快適に眠れる寝室の室温は、おおむね27～29℃です。タオルケットなどの薄い寝具を使った場合、寝室が26℃以下だと快適に眠れます。室温が同じでも、寝室の湿度が高いと眠りづらくなります。寝室の湿

睡眠中の体温と寝床内気候の変化

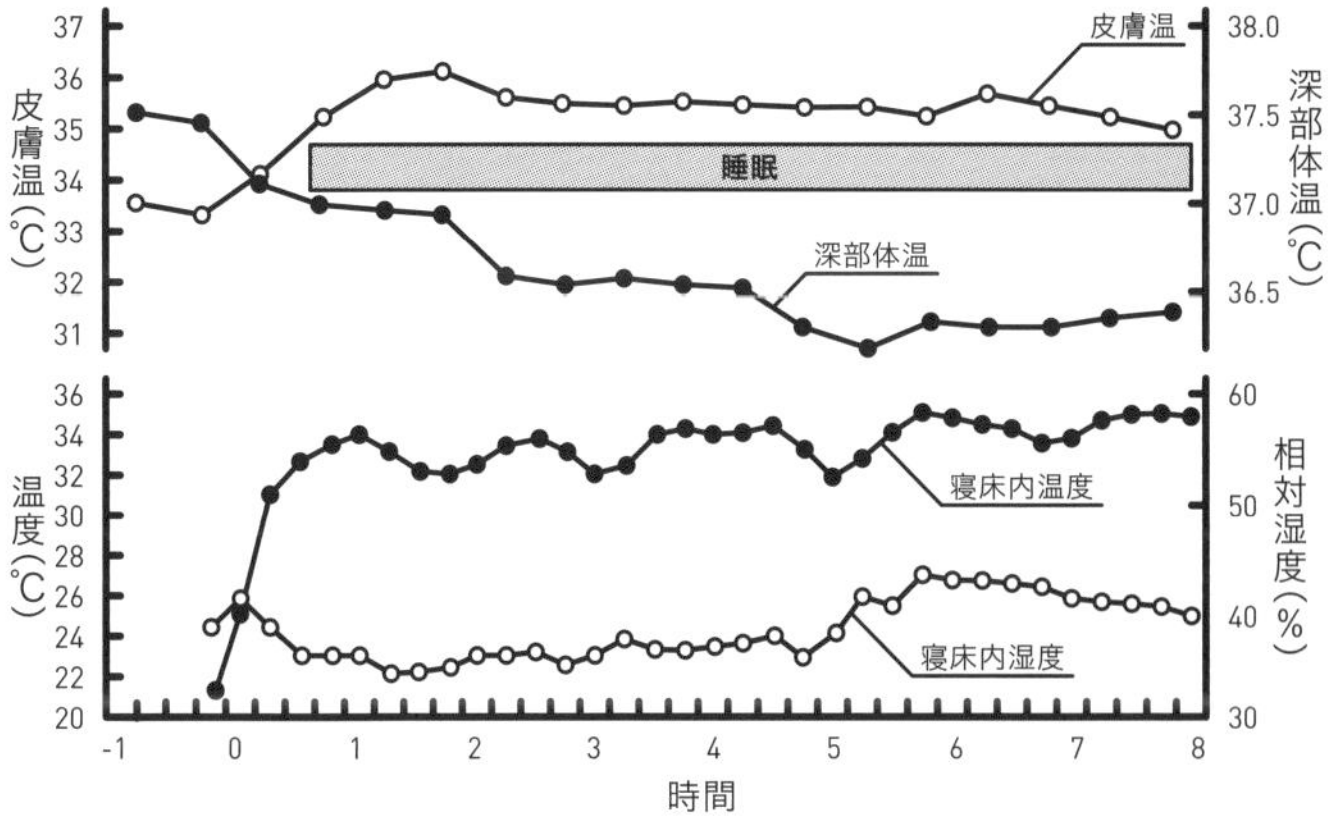

水野一枝「睡眠と環境」、白川修一郎編『睡眠とメンタルヘルス―睡眠科学への理解を深める―』ゆまに書房、2006年より引用

環境温度と使用寝具の関係

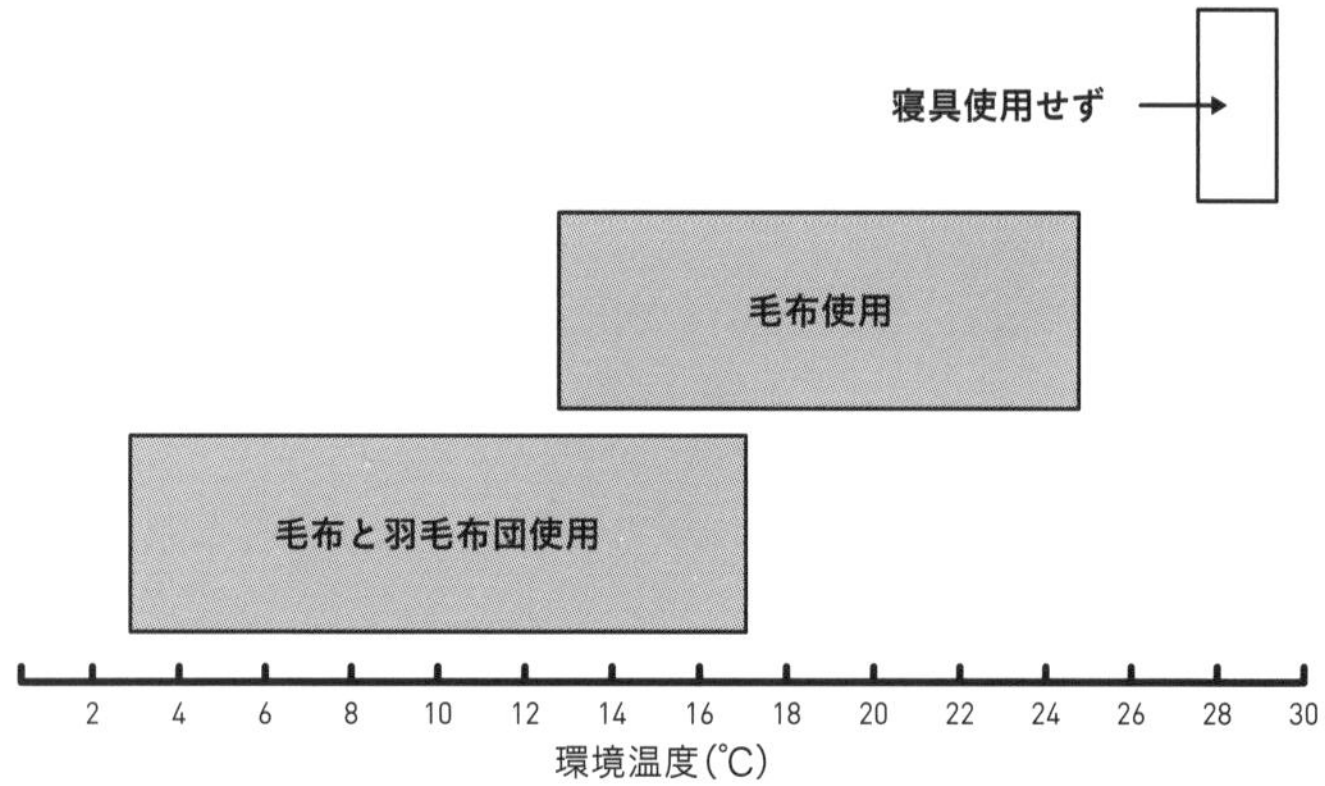

水野一枝「睡眠と環境」、白川修一郎編『睡眠とメンタルヘルス―睡眠科学への理解を深める―』ゆまに書房、2006年より引用

度は、50〜60％にコントロールしましょう。夏の快眠の工夫については、210ページで詳しく解説します。

冬の寝室も、温度と湿度が大切です。暖かい居間で過ごしたあとに寒い寝室に入ると、交感神経が刺激されて目が覚めてしまい、寝つきが悪くなります。冬の寝室の温度は「ナイトウエアに1枚はおって寒くない程度」が良いとされていますが、具体的な目安は何℃くらいなのでしょうか？

実験によると、布団や毛布を使うことによって、なんと室温が3℃まではよく眠れるとされています。ただし、室温が低いと、呼吸によって肺が冷やされて体温が下がりすぎてしまい、睡眠の質が悪くなります。そのため気持ちよく眠れる冬の寝室の室温は、16～20℃の範囲と言われています。

冬は乾燥しがちですが、寝室の湿度は50％前後に保ちましょう。湿度は体感では分かりにくいので、湿度計を使うとよいでしょう。湿度が低ければ加湿器を使ったり、濡らしたバスタオルを部屋に干したりしましょう。加湿しすぎるとカビが生えるので、十分に注意してください。

２１４ページに冬に快眠するためのアイデアをご紹介しますので、参考にしてください。

明るさ

眠るときに暗闇が気にならない人は、なるべく暗くしましょう。真っ暗だと心配な人も、豆電球くらいの明るさなら睡眠に問題はありません。しかし、テレビや照明をつけっぱなしで眠るのは、明るすぎて良くありません。できれば豆電球も、天井についているものではなく、コンセントに差し込むタイプがおすすめです。

外が明るければ、厚めのカーテンや遮光カーテンをつけましょう。それでも足らないときは、アイマスクも使う価値があります。

私が監修したかぶって寝るまくら「IGLOO《イグルー》」には、頭を覆って光を遮るドームがついています。実験では、寝つくのに30分以上かかっていた人たちが、この枕を使うことで眠りにつくまでの時間が4割以上も短くなりました。睡眠薬を飲んでも寝つくのにかかる時間は平均10～20分しか縮まりませんから、この枕の効果はかなりのものと言えます。

起床時刻の30分ほど前から少しずつ部屋が明るくなると、スッキリと目を覚ませます。防犯上の問題がなければ、朝日が出たら光が顔に当たるように、カーテンを少し開けておきましょう。最近では、目覚まし時計ならぬ「目覚ましライト」というものもあります。設定時刻のしばらく前から少しずつ明るくなり、設定時刻には音のアラームも鳴らせます。

布団から出たら、一気にカーテンを開けて朝日を浴びましょう。部屋の照明もすべてオンにします。明るい光を見ると、睡眠中に多く分泌されていた睡眠ホルモン・メラトニンが、急激に減ります。また、体内時計がリセットされて、新しい1日がスムーズに始まります。

かぶって寝るまくら IGLOO(A)

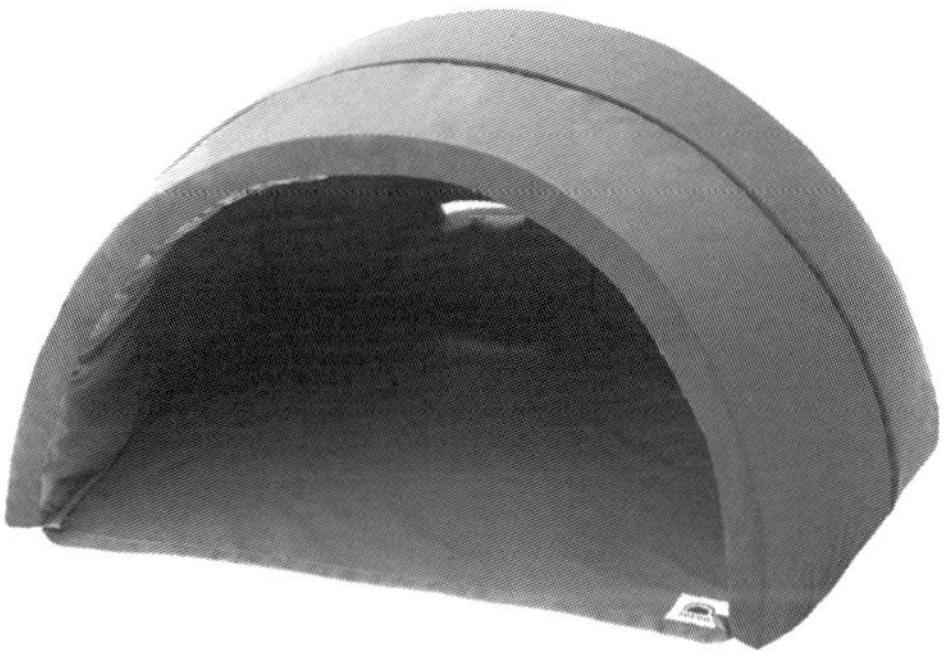

株式会社ドリームより写真提供

色

国際的なホテル会社が、寝室の色と住んでいる人の生活習慣の関係を調べました。それによると、睡眠時間が最も長かったのは青色の寝室で、黄色、緑色と続きました。これらの色の寝室で眠る人は、平均睡眠時間が7時間台の後半でした。一方、睡眠時間が短かったのは灰色や茶色、紫色で、こちらの平均睡眠時間は約6時間しかありませんでした。

青色を見ると多くの人は、水や海をイメージします。水や海は冷たいものですから、青いものを見るとなんとなく涼しく感じます。実際、暖色系の部屋にいる場合と、寒色系の部屋にいる場合を比べると、体感温度で約3℃の差があるとも言われています。夏に眠るときは、青い部屋が良いようです。

また、青色は気持ちを穏やかにする効果も期待できます。気持ちがリラックスできれば、寝つきも良くなります。

ただし、青い光には注意が必要です。明るい光は睡眠ホルモン・メラトニンを減らす効果があります。特に青い光は、その作用が最強です。青を基調とした寝室でしばらくくつろいだら、メラトニンが減らないうちに眠るのがよいようです。

黄色は明るい色です。太陽や光のイメージがあり、見ているだけで楽しい気持ちになります。黄色い部屋で目覚めると、脳が活性化して、目覚めがスッキリします。爽快な気分で1日を過ごせば、夜にはぐっすり眠れそうです。

地球は緑の惑星です。疲れたときは自然の中に入って、癒やされたくなりませんか？緑色には安心感を高めたり、リラックスさせる効果があるので、気持ちよく眠れそうです。また、緑の寝室で眠る人の22%が、明るくポジティブな気分で目覚めるとも答えています。

一方、灰色や濃い茶色、紫色は、寝室にふさわしくないようです。灰色は気持ちが落ち着く色かもしれませんが、さらに進んで落ち込んでしまうことがあるので要注意です。茶色は寝室に多い色ですが、濃い茶色が目立つと孤独感や休めない感じが強まります。ただし、明るい茶色はロマンチックな印象があり、この色の寝室ではセックスの回数が増えています。紫色の寝室での睡眠時間は6時間を切っていて、悪夢を見て目覚める傾向があるようです。

音

寝室での音のレベルが40デシベルを超えると、睡眠に悪い影響を与えます。40デシベルというのは、静かな図書館レベルの静けさです。寝室の壁にある照明のスイッチをつけたり切ったりするだけで、45～50デシベルもあります。

私たちの周りの音は、どのくらいの大きさなのでしょうか？　左図に音の大きさをまとめてみました。

家の外の音がこのまま聞こえてきたのでは、かなりうるさいですね。幸い、最近の住宅は遮音効果が優れているので、外からの騒音の悩みは少なくなってきました。さらに静かにしたいときには、窓を二重サッシにしたり、遮音カーテンを掛けたりしましょう。耳栓も役立ちますが、目覚まし時計が聞こえることを確認しておいてください。

隣人や上下階がうるさく感じるのなら、思い切ってその人と仲良くなると、同じ大きさ

音の大きさ

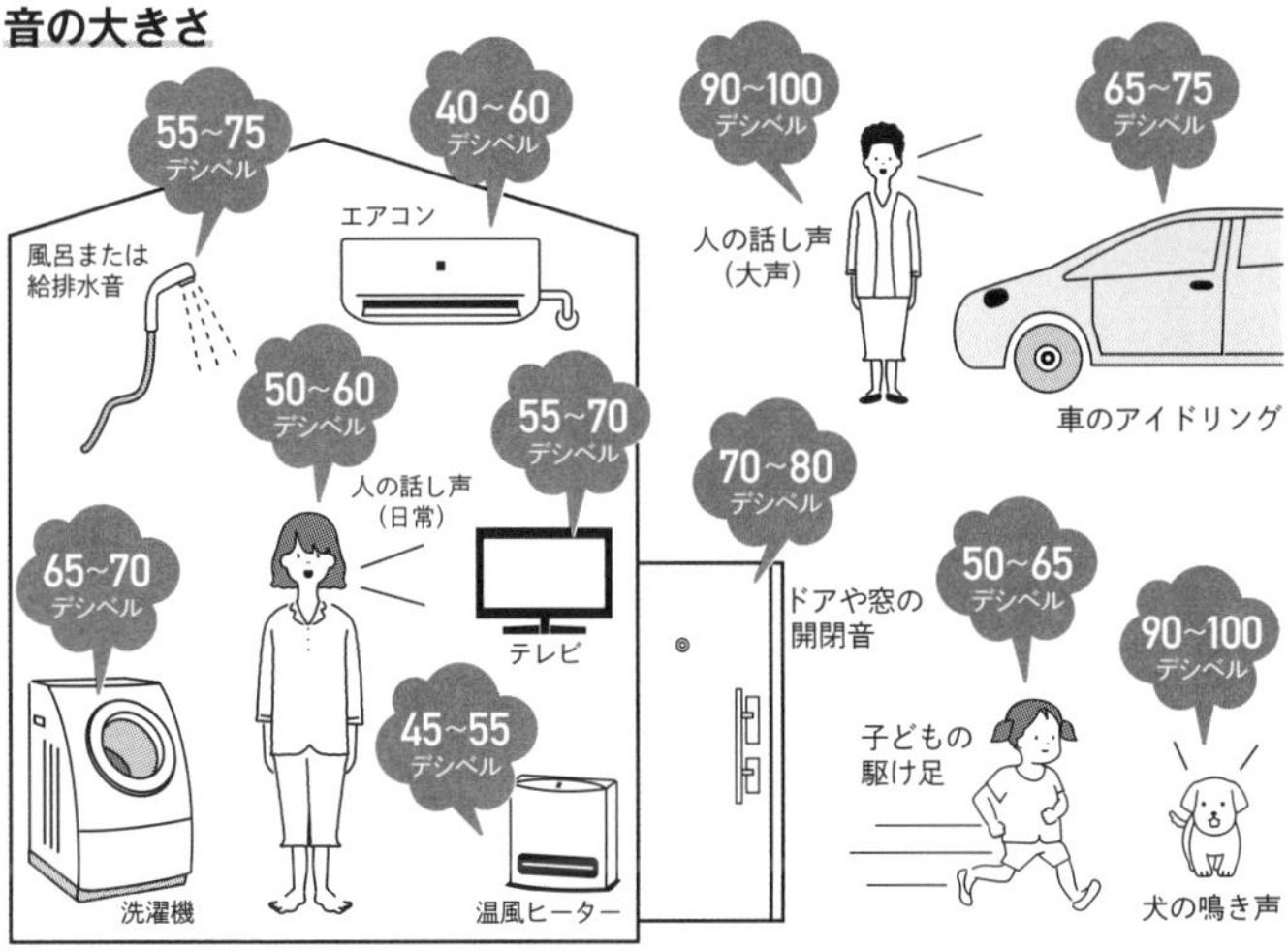

の音でも騒音と思わなくなります。やはり、親しく近所付き合いすることが、大事です。

日常生活から出る音も、意外と大きいですね。静かな夜には、家電製品の音が気になります。電化製品を選ぶときになるべく静かなものを買ったり、家事の時間帯をやりくりしたりして、静かな睡眠時間を確保しましょう。

それでも音が気になって寝つけないときには、好きな音楽を流してみてください。「マスキング効果」といって、大きな音で小さな音を隠してしまうのです。静かなクラシックや、リラックス効果がある曲を集めたCDを、試してみるのもよいでしょう。

香り

香りによる心理的効果は個人差が大きく、香りを嗅いだ人がどのタイプの香りに敏感かによっても左右されます。科学的な研究により、眠りを誘うことが実証されている香りには、ラベンダーやセドロール（シダーウッド）、コーヒー、タマネギなどがあります。

★ラベンダー

睡眠を改善するエッセンシャルオイルとして最も有名なのは、ラベンダーでしょう。エッセンシャルオイルの香りのタイプと気分の変化には関係があり、シトラス系・ハーバル系・ウッディ系には鎮静作用、フローラル系・スパイシー系・ミント系には興奮作用があるとされています。

ラベンダーは、医療機関や介護施設でも使われています。ロンドンの老人病院での研究によると、睡眠薬を常用していた患者さんにラベンダーの香りを嗅いでもらったところ、眠りが深くなって徘徊《はいかい》がなくなり、日中は眠気が減ってスッキリ過ごせるようになりました。

日本では大学生を被験者として、睡眠中の脳波を見た報告もあります。大学生にラベンダーの香りをつけた布団で眠ってもらったところ、普通の布団で寝た夜と比べてレム睡眠や深い睡眠が明らかに増えました。ラベンダーの香りによって、心身ともにぐっすりと眠れたということです。

アロマテラピーは、特別な道具がなくても行えます。就寝時刻の1時間ほど前に、ハンカチやティッシュ・ペーパーにエッセンシャルオイルをしみ込ませます。眠るまで香りを楽しんで、眠るときは枕元に置いておくだけでOKです。

朝はスッキリと目覚める「マグカップ・アロマ」がおすすめです。マグカップに熱いお湯を入れて、そこへ興奮系の精油を数滴落とすだけで、アロマが楽しめます。

★ セドロール

ヒノキ科やスギ科の樹木の香りに含まれる「セドロール」という物質には、眠りをよくする効果があります。セドロールは、エッセンシャルオイルの「シダーウッド」に多く含まれています。

ヒノキのお風呂に入ると、普通のバスタブよりもリラックスできるような気がしませんか？　また、日頃のストレスを解消するために、スギなどの針葉樹林で森林浴を楽しむ人が多いことからも、樹木の香りの効果が想像できると思います。

女子大学生に就床時刻の2時間前から就床後2時間まで、セドロールの香りを嗅いでもらった実験では、寝つくまでの時間が短くなり、総睡眠時間も長くなったという結果が報告されています。さらに、夜中に目覚める回数も減りました。特に寝床についてから寝入るまでの時間は、香りがない夜に比べて45％も短くなったそうです。これは睡眠薬に匹敵するくらいの効果です。

★コーヒー

コーヒーといえば眠気覚ましの定番ですが、香りだけなら眠る前にも役立ちます。コーヒーの香りを嗅ぐと、気持ちが落ち着くことがあると思います。このときの脳波を調べると、リラクセーションの指標であるアルファ波が多く出ていることが分かったのです。

コーヒーの種類にこだわるなら、グアテマラやブルーマウンテンの香りがアルファ波を増やすと言われています。気持ちが落ち着くと眠りやすくなるので、これらは夜向きのコーヒーと言えるでしょう。

一方、マンデリンやハワイコナの香りはアルファ波を減らす作用があります。こちらは緊張感を高めてくれるので、朝におすすめのコーヒーです。

★ タマネギ

タマネギやネギ、ニラ、ニンニク、ラッキョウなどの独特な刺激臭や辛みのもとは、「硫化アリル」という物質です。硫化アリルには、気持ちを落ち着かせて眠りを誘う効果があります。

西洋の民間療法の中に、タマネギの匂いで寝つきを良くするというものがあります。私が協力したテレビ番組の実験では、いつもは昼寝をしない幼稚園児にタマネギの匂いを嗅がせて、眠るかどうかを調べました。匂いのない部屋で昼寝をさせようとしたグループは、案の定、眠ってくれませんでした。一方、刻んだタマネギを置いた部屋では、ほとんどの子どもが自然と昼寝をしてくれました。幼稚園の先生方も、タマネギの催眠効果にはとても驚いていました。

ただし、匂いが強すぎると逆効果です。

大人を対象に行った実験では、タマネギの匂いに気づいた人は寝つきが良くなりませんでした。

匂いがするかしないかぐらいの少量を、寝床の近くに置いておくとよく眠れるようです。

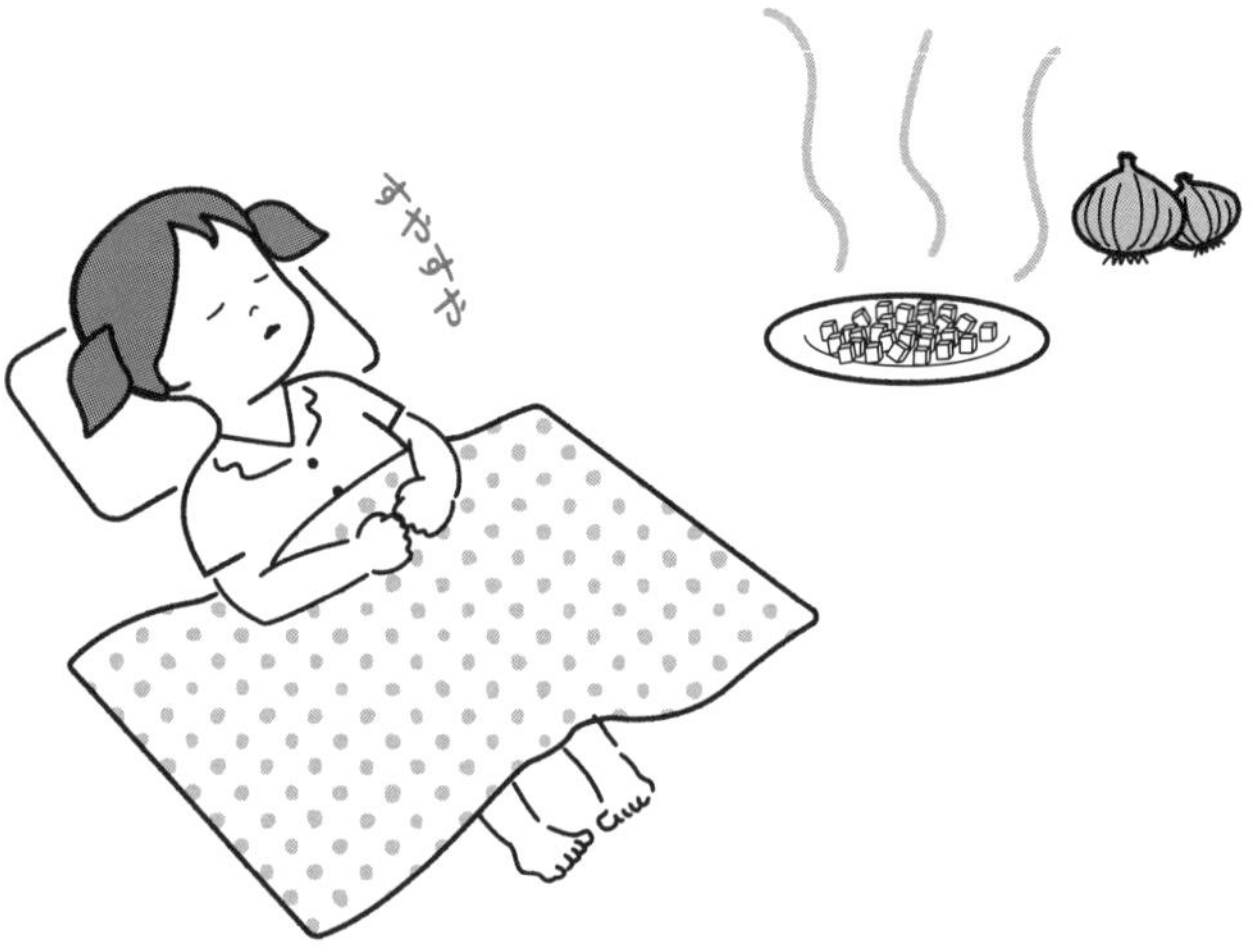

枕

枕は、高すぎても低すぎても、体の調子を悪くします。枕が高すぎると、首や肩の筋肉に負担がかかり、ノドも圧迫されてしまいます。そのため、目覚めたときに首の痛みや肩こりを感じたり、眠っている間にいびきをかいたりします。

さらに、高すぎる枕を使うと、仰向けの姿勢がつらくなるので、横向きの姿勢が増えます。「横向きでないと眠れない」という人は、もしかすると、枕の高さが合っていないのかもしれません。試しに枕を少し低くして、寝心地を確かめてみてください。

健康な人の首の骨は、横から見ると「C」字状にカーブしています。ところが枕が低すぎると、首の骨の自然なカーブがなくなり、首の痛みや肩こりが起こります。また、頭が心臓より低い位置になるので、頭や顔の血液の循環が悪くなります。そのため、朝に顔がむくみやすくなります。

寝姿にもチェックポイントがあります。枕を使用しているにも関わらず、自分の手を頭の下に入れて寝ているようならば、それは枕が低すぎるためです。また、枕を二つ折りにしたり、立てて使ったりするのも、枕が低いからです。一方、知らないうちに枕をはずしてしまうのは、枕が高すぎて眠りづらい証拠です。

★枕の合わせ方①：首のカーブを保つ

首の骨がC字状にカーブしているのは、重い頭を支えてバランスよく動くために、無理のない最も効率的な姿勢だからです。寝た状態でも首の骨の自然なカーブを保つと、リラックスして眠ることができます。

仰向けに寝て、額と鼻の先端を結んだ線が床に対して5度のとき、首のカーブは立っている状態とほぼ同じになります。ですから、この寝姿を保てる枕が良い枕ということになります。

このときの枕の高さは、1～6㎝と幅があります。性別や体形、体格、寝つくときの姿勢によっても違いがあり、枕の高さは非常に個性的だということです。例えば、女性の平均は3㎝弱ですし、男性では4㎝前後が平均的な高さです。

枕の合わせ方

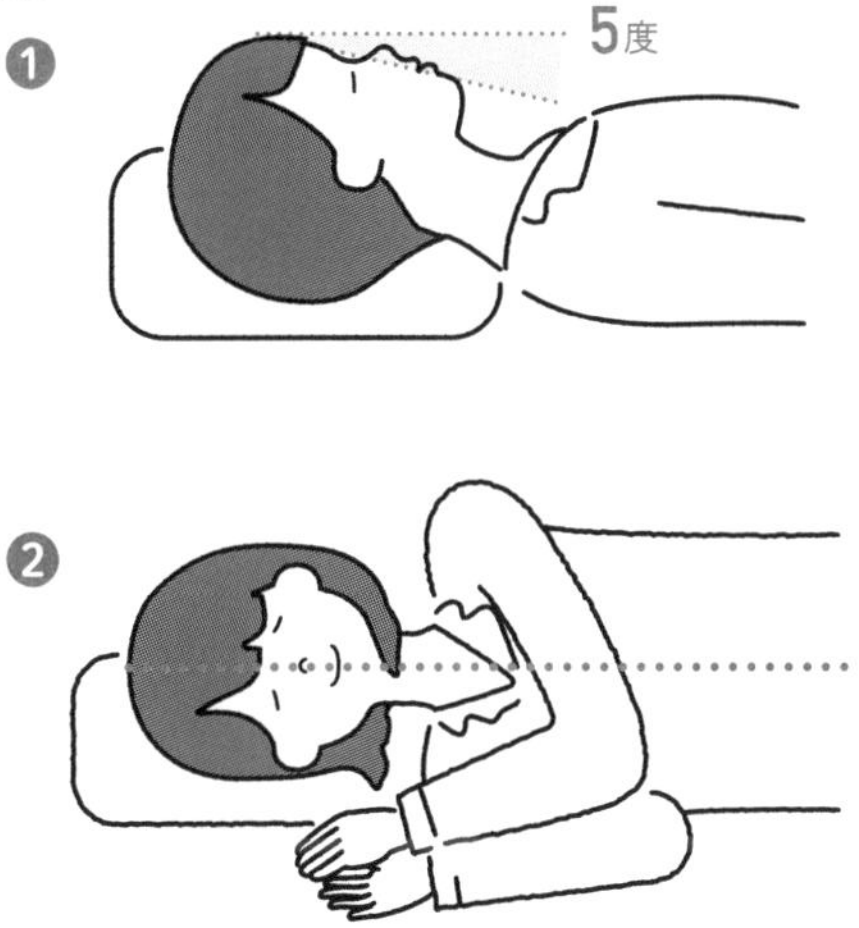

太っている人は、標準的な体重の人よりも頭部や肩に重みがあるため、枕がより沈み込みます。その分を補って、標準体重の人よりも少し高い枕が合います。また、猫背の人は背中に丸みがある分、標準的な人よりやや高い枕がおすすめです。

★ 枕の合わせ方②：寝返りをしやすくする

健康な人でも寝返りは、一晩に10〜30回ほどしています。「寝返りのしやすい枕が良い枕」というコンセプトで、独自の枕調整法を行っているのが、16号整形外科（神奈川県）の山田朱織《しゅおり》院長です。

寝返りは、同じ場所が体の下になり続けないようにするために行われます。また、眠りの深さや種類を切り替えるスイッチの働きもあります。ですから寝返りがしにくいと、眠りが浅くなり、体の疲労も残ってしまいます。簡単に寝返りができるかどうかは、敷き布団やマットレスの硬さも関係しますが、枕の高さも重要なのです。

実際に枕を調整するには、まず横向きに寝ます。そのときに、顔の中心線と胸〜腹の中心線が一直線になって、さらに水平面と平行になれば、それが理想的な高さの枕です。枕は、中央部も両サイドも同じ高さにして、スムーズに寝返りが行えるようにします。

この方法で高さを合わせた枕を使うと、肩こりや頭痛、首の痛みが軽くなります。さらに、頸椎（首の骨）の中にある神経の通り道が広がっていることが、ＭＲＩ検査で確認されています。

マットレス・布団

人間は眠っているときに、仰向けや横向きでしばらくじっとしているかと思えば、寝返りをうつなどして体を動かすこともあります。このように安眠のためには、寝姿勢が安定していることと、寝返りがスムーズにできることという、矛盾した2つの条件を満たす寝具が必要です。

寝姿勢の安定は、仰向けと横向きでチェックします。仰向けの姿勢では筋肉に余計な力が入らず、リラックスして眠れます。仰向けの状態では、自然に立っているときと同じような姿勢が理想的です。具体的には、首から背骨、腰にかけてゆるやかなS字カーブが保たれるか、チェックしましょう。腰やお尻が落ち込むようなマットレスでは、睡眠の質が悪くなるだけでなく腰痛などの原因にもなります。

横向きでは下になる肩を少し前に出して、マットレスに寝てみます。そのときに、顔の中央を通るラインと胸～腹の中央のラインが、まっすぐにつながって床に平行であることが大切です。２つのラインが曲がっていたりずれていたりするときは、マットレスの硬さや枕の高さが合っていません。

健康な人は一晩に10～30回ほど寝返りをして、体の下になっていた部分の血行をとり戻しています。そのため、スムーズに寝返りができないと、肩や腰など体圧がかかる場所に負担がかかり、肩こりや腰痛など体の不調につながります。また、寝返りは睡眠の深さや種類を切り替えるスイッチの役割も果たしています。ふかふかのベッドで眠った翌朝、ぐっすり眠った気がしないのは、寝返りがうまくできなかったからです。

寝返りのチェックでは、まず両肘《りょうひじ》を曲げて腕を胸の前でクロスし、両手のひらを反対側の鎖骨にあてます。次に両膝を直角に曲げます。この姿勢で上半身と下半身が一体になり、腰や脚に余分な力を入れなくても寝返りができれば、理想的なマットレスと言えます。

マットレスの反発力の強さによって、低反発マットレスと高反発マットレスがあります。その違いはなんでしょうか？

低反発マットレスは、宇宙ロケットの打ち上げ時に、宇宙飛行士にかかる衝撃を軽減することを目的に開発された素材に由来します。体の重さによって自然に沈み込むのが特徴

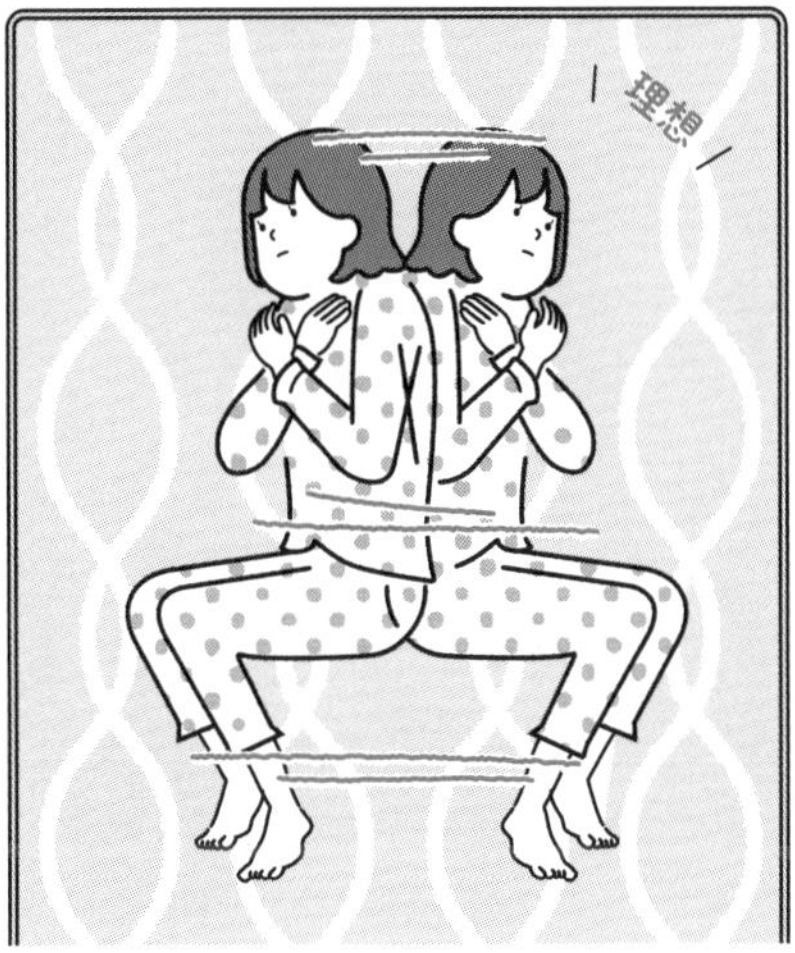

で、包み込まれるような寝心地を感じます。
また、体圧が分散されるため、腰や肩など体の一部だけに圧力を感じることもありません。
一方、高反発マットレスは、一度、体重で沈んだあとに、体圧を均一に分散させて体を押し上げる力が働きます。この力が睡眠中の体をほどよく支え、寝返りをしやすくしてくれます。高反発の素材はさまざまですが、多くは3次元の網目構造になっていて、温度での変化が少なく、通気性が非常に高いことが特徴です。また、通常のマットレスに比べて、長く使用してもへたりにくく復元力があり、耐久性が高くなっています。
そのほか、敷き布団やマットレスの上にのせて使う「マットレス・トッパー」というものもあります。低価格なので、お試し気分で使ってみてはいかがでしょうか？

いずれにしても、マットレス選びの大事なポイントは、「硬すぎず柔らかすぎない」、「寝返りがしやすい」、「通気性が高い」ことでしょう。さらに、高価なものが多いので、「耐久性」や「手入れのしやすさ」も大切です。

新しいマットレスを選ぶときには、なるべく店頭などで実際にその寝心地を確かめましょう。快眠のためには、自分に合うマットレスを見つけることが大切です。

寝姿勢

20〜60歳代の男女約5000人を対象に、「ぐっすり眠れる姿勢」を調査したデータがあります。結果は

- **横向き：46％**
- **仰向け：34％**
- **うつ伏せ：18％**

でした。1％ですが、座って眠るという人もいました。睡眠時の寝姿勢に関する調査は複数ありますが、ほかの調査でも「横向き」で寝る人が多いようです。しかし、寝つくときは一般的な姿勢にこだわる必要はありません。「健康に良い寝姿勢」や「行儀の良い寝

姿勢」などはあまり考えず、自分が好きな姿勢で寝るのが一番睡眠の質を上げられます。

ただし、乳幼児では寝姿勢に注意が必要です。赤ちゃんのうつ伏せ寝は危険です。年間100人ほどの小さな子どもが、「乳幼児突然死症候群」で亡くなっており、この多くがうつ伏せ寝の最中だったと報告されています。また、寝返りができない赤ちゃんが、うつ伏せのときに鼻と口がふさがれて窒息死してしまうこともあります。

子どもは多くの場合、寝相が悪いものですが、成長するにしたがって寝相は落ち着いてきます。例えば子どもは眠っている間にベッドから落ちることも珍しくありませんが、大人でベッドから落ちる人はあまりいません。それは、成長するにつれ、睡眠中でも脳の「見張り番」が働き、ベッドの縁を感知できるようになるからです。

大人になっても寝相が悪い場合は、睡眠時無呼吸症候群（82ページ）やレム睡眠行動障害（84ページ）などの病気が原因になっていることがあります。適切な治療でほとんどの人が良くなりますから、心配なときは睡眠障害の専門医を受診しましょう。

1970年代にアメリカで、寝姿勢と性格の関係が研究されました。仰向け寝は「王様タイプ」、うつ伏せ寝は「金貸しタイプ」と呼ばれています。残念ながら、寝姿勢と性格の研究はその後、ほとんど行われていないようです。そのため、この研究がどのくらい信

寝姿勢と性格

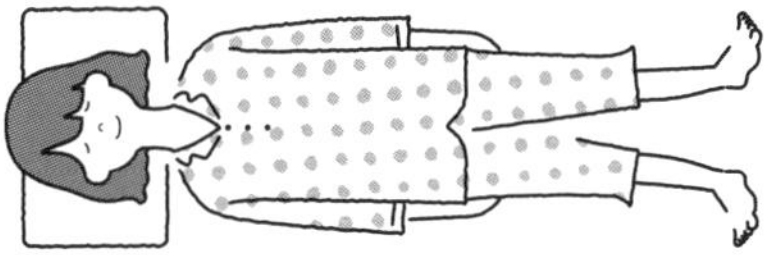

仰向け寝の性格の傾向

王様型

大の字で眠る

自分に注目を集めるのが好き

子どもやタレントに多い

自己中心的、積極的、開放的、行動的

横向き寝の性格の傾向

最も一般的

利き腕を下にしがち

無意識のうちに利き手を守るためか？

常識的、社会と適応している

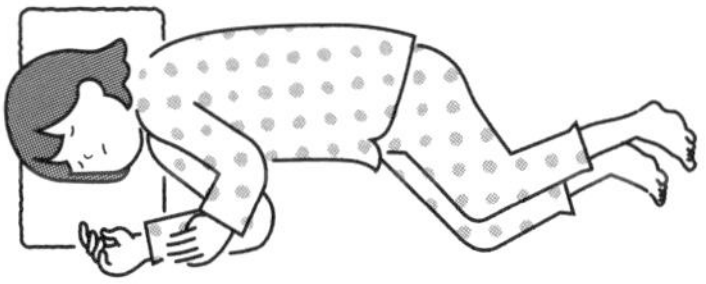

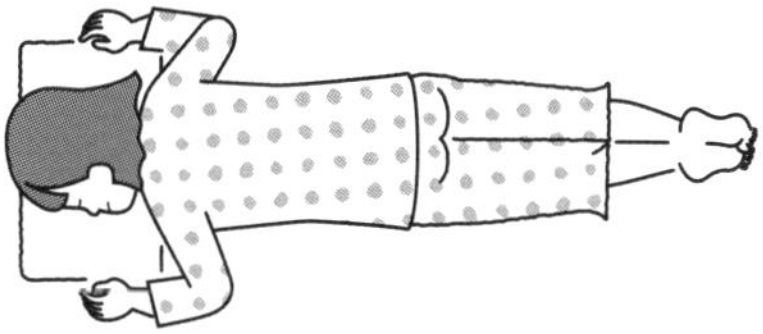

うつ伏せ寝の性格の傾向

金貸し型

大切なものを体で守っているイメージ

保守的、支配的、消極的、神経質、時間に正確

丸まって眠る人の性格の傾向

横向きの中でも、体を丸めて顔や腹を隠すようにして眠る

防御的、抑制が強い人

眠っても自分を解放できない

強い心理的ストレスにさらされている

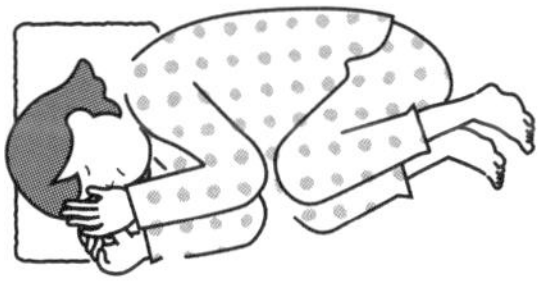

用できるかは判断ができません。面白い話ですからネタにはなりますが、あまり信じ込まない方がよいかもしれません。

第5章

正しい睡眠のための食生活

食事の仕方

❶ 3食規則正しく

私たちの体の細胞ほぼすべてに、体内時計が組み込まれています。この体内時計が、さまざまな生体リズムを調節しています。生体リズムには睡眠・覚醒リズムのほかに、体温や血圧、ホルモンの分泌、自律神経などのリズムもあります。

脳の奥にある「視交叉上核《しこうさじょうかく》」には、一番大事な体内時計「中枢時計」があります。一方、体のほかの臓器にある体内時計は「末梢時計」と言います。

末梢時計は、中枢時計と食事によって調節されています。食事をとると胃腸が動き始めます。消化と吸収が進むと、血糖値が上がり膵臓《すいぞう》からインシュリンが分泌されます。インシュリンの働きによって、全身の細胞はブドウ糖をとり込みます。規則的に食事をすると、このリズムが周期的になり、全身の細胞が元気に働きます。

❷ 夕食は少なめに

多くの日本人は、夕食にその日一番のごちそうを食べます。「仕事や家事で疲れたから、美味しい物を食べたい」という気持ちは分かりますが、睡眠にとっては少し考えものです。食事をしてお腹がふくれると、眠くなることがあります。夕食のあとに仮眠をとると眠気が減ってしまい、本当に眠りたいときに眠れなくなってしまいます。また、食べ物を消化するときに、「食事誘発性熱産生《しょくじゆうはつせいねつさんせい》」という現象が起こります。熱が作られると体温が上がります。体温が上がると眠気が減ります。夕食の量が多いと、この体温上昇が長く続くため、寝つきが悪くなったり、眠りが浅くなったりします。

夕食をとったらあとは眠るだけですから、夕食でとる量は1日の摂取カロリーの3分の1ぐらいにしておきましょう。

とはいえ夕食の量が少ないと、眠るときにお腹がすくことがあります。そんなときは1

86ページを参考にして、対処してみてください。

❸ 分食

働き方改革が進んでいますが、まだまだ多くの人たちが長い時間、残業をしています。「都会の夜景は残業で作られている」という言葉も聞いたことがあります。残業が終わって家に帰り、深夜にやっと食事ができるという人も多いのではないでしょうか。

夜遅くに食事をとると、睡眠に悪影響があります。さらに、翌朝になってもお腹がもたれているので、朝ご飯が食べられません。朝食を抜くと体内時計が目覚めにくいので、調子の悪い状態が1日続きます。

残業などで夕食が遅くなるときは、「分食」を試してみてください。分食とは、夕食を2回に分けることです。残業が長引きそうなときは、夕方におにぎりやパンなどで軽い食事をしておきます。遅い時間に仕事が終わったら、夕方に食べた分のカロリーを差し引いて、2回目の食事をします。このとき、消化の悪い肉や油物は避けましょう。夕食を2回に分けて深夜の食事の量を減らすと、ぐっすり眠れて翌朝はスッキリ目覚められます。

❹ 夜勤の食事

病院で当直をしていると、びっくりすることがあります。用事があって夜中にナースセンターへ行くと、大量のお菓子が机にのっているのです。「仕事が忙しくてお腹が減るのだろうな」と思うと同時に、「こんなに食べて大丈夫かな」と心配になってきます。

普通の人は1日3食とっています。日中に働く人は、朝・昼・夕食が基本でしょう。しかし、夜勤、特に深夜に仕事をするときは、同じ3食でも昼食を抜いて、代わりに夜中に食べることをおすすめします。

長い絶食のあと胃腸に食べ物が入ってくると、体内時計が目覚めて活動を始め、新しい1日が始まります。夜勤の人は朝食のあとに長い絶食時間があると、夕食をとるとともに覚醒度が上がります。また、夜勤が終わって朝食を食べると、そのあとの時間には眠くなるので、午前中に長い睡眠をとりやすくなります。

ただし、深夜の食事は食べすぎると太ってしまいます。深夜にとった余分なエネルギーは、脂肪として体に蓄えられやすいからです。

避けるべき食材

　163ページから述べるように、睡眠を良くするためにとるべき食材や栄養素はたくさんありますが、逆に睡眠を悪くするのでなるべくとらない方がよいものもいくつかあります。ここでは、睡眠に悪影響がある生活習慣病の原因となったり、胃もたれを起こして眠りにくくしたりする食べ物や食べ方について説明します。

　厚生労働省が行った「平成30年国民健康・栄養調査報告」によると、肥満度の指標であるBMI（Body Mass Index）が25以上である肥満の人の割合は、女性が21・2％、男性で31・1％でした。つまり、女性の5人にひとり、男性の3人にひとりは肥満と見なされます。10歳ごとの年代別に見ると、女性は年齢とともに肥満の人が増えていきます。肥満は睡眠時無呼吸症候群を起こし、睡眠の質を悪くします。

　肥満の人は、間食や夜食を控えましょう。必要なエネルギーは朝・昼・夕の3食で十分まかなえます。夜遅い時間の食事は、昼に比べてとったエネルギーを効率よく脂肪細胞にため込むので、肥満の大きな原因です。早食いにも注意しましょう。早く食べると血糖値が上がる前にたくさん食べてしまうので、良くありません。

生活習慣病は睡眠障害のリスクファクターです。日本人の場合、高血圧症の主な原因は塩分のとりすぎです。目標は1日に食塩6g未満ですが、いきなりではつらいので、1週間で15%ぐらいずつ塩分を減らすとうまくいきます。また、コレステロールや飽和脂肪酸も控えましょう。コレステロールは魚の内臓などに多く含まれています。飽和脂肪酸はココナッツ油、ヤシ油などに豊富です。お酒を

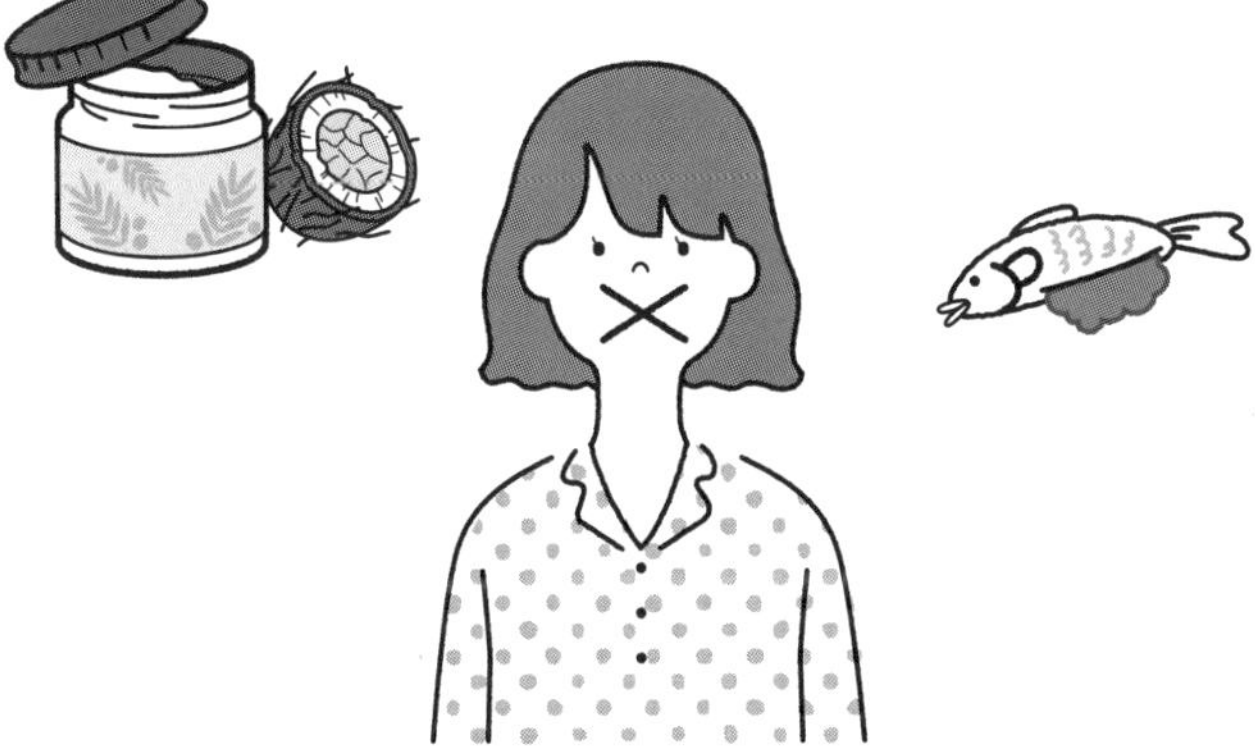

控えることも大切です。1日に日本酒は1合、ビールなら500㎖、ワインはグラス2杯までにしておきましょう。

胃は、食べた物を消化しやすい形にして腸へ送ります。消化しにくいものをたくさん食べると、胃に食べ物がとどまる時間が長くなり、胃もたれを感じます。胃もたれは寝つきを悪くします。女性は妊娠初期に、胃もたれや吐き気などの「つわり」を感じる人が多います。また、妊娠が進んで子宮が大きくなってくると、胃が圧迫されて胃の動きが悪くなり、胃もたれを感じやすくなります。このときに消化が悪いものを食べると、胃もたれがひどくなってしまいます。

胃にとどまる時間は食パン2時間、白米ごはん2時間半、牛すき焼き3時間、ビーフステーキ・天ぷら4時間（すべて100g）ほどです。眠る時間から逆算して、夕食に食べる物や食べる量を考えましょう。

睡眠を良くする食材

❶ メラトニン

脳の下垂体から分泌されるメラトニンは、睡眠ホルモンとも呼ばれています。朝、明るい光を浴びてから14～16時間たつと、脳でメラトニンが増えて次第に眠くなってきます。日本では限られた子どものみですが、寝つきが悪いときの治療薬としても認められています。また、メラトニンと同じ働きをする薬が、睡眠薬として処方されています。アメリカでは、睡眠改善サプリメントとしても広く飲まれています。

メラトニンは、米や麦などの穀物、貝割れ大根、ケール、アメリカンチェリーなどに多く含まれています。入院して環境が変わったためによく眠れない患者さんが、アメリカンチェリーを食べると眠れるようになることも知られています。

❷ トリプトファン

アミノ酸の一種であるトリプトファンをとると、脳の中でセロトニンが作られます。セロトニンには、目を覚ます効果と気持ちを落ち着かせる効果があります。不思議なことにセロトニンは、夜になると睡眠ホルモン・メラトニンに変わります。つまり、トリプトファンを十分にとっておくと、セロトニンのおかげで日中は落ち着いた気持ちで目が覚めていて、夜はぐっすり眠れるというわけです。

トリプトファンは、牛乳や乳製品、豆・豆製品、バナナ、アボカド、肉類、スジコ、タラコなどに、比較的多く含まれています。

トリプトファンはいつの食事でとってもよいのですが、おすすめは朝食です。朝食にトリプトファンを多くとると、目覚めがスッキリして、夜はぐっすり眠れることが分かっているからです。

朝食をとっていない人は、バナナと牛乳ぐらいから始めてはいかがでしょうか？　きっと日中の仕事や家事の能率が良くなって、夜はぐっすり眠れるはずです。

❸ グリシン

グリシンもアミノ酸のひとつです。グリシンは脳に作用して、手足の血管を広げ血液の流れを増やします。血液は酸素や栄養とともに、熱を運んでいます。脳にたまった熱が血液にのって手足へ運ばれ、皮膚の表面の血管から放散されます。冷えた血液が脳に戻ると、脳の温度が下がって眠気が強まります。

また、皮膚の血行が良くなると、角質の水分量が増えて肌の潤いが増します。さらに、皮膚にあるコラーゲンを作っているアミノ酸のうち、3分の1はグリシンです。そのため、グリシンをとると皮膚のバリアー機能が高まり、敏感肌も改善してきます。

グリシンはエビやホタテ、イカ、カニなどの魚介類に豊富で、これらのうまみの素となっています。夕食にはこれらの食材でできた料理を食べると、睡眠の質が良くなります。

グリシンは体温を下げてくれるので、特に暑い季節にはおすすめです。私もグリシンのサプリメントを、眠る前に飲んでいます。

❹ ギャバ

「ギャバ配合」と書かれたチョコレートなどを見たことはありませんか？　ギャバは、「ガンマ - アミノ酪酸（Gamma-Amino Butyric Acid）」の英語の頭文字「GABA」からきています。

ギャバもセロトニンと同じく、脳の中で神経の情報を伝える神経伝達物質のひとつです。セロトニンは覚醒系の神経伝達物質ですが、ギャバは逆に抑制系の神経伝達物質です。つまり、ギャバ神経が元気だと、気持ちが落ち着いて眠たくなってきます。

病院でもらう睡眠薬のうち、ベンゾジアゼピン系や非ベンゾジアゼピン系と呼ばれる薬は、ギャバの働きを強めて催眠効果を発揮しています。アルコールで眠たくなるのも、ギャバと関連した作用です。

ギャバは玄米や胚芽米《はいがまい》、アワ・キビ・ヒエ・大麦などの雑穀、漬物、小魚、トマト、スプラウト（発芽野菜）、ココア、チョコレートに多く含まれています。また、チョコレートや緑茶など、機能性表示食品として手に入るものもあります。

⑤ カルシウム

体内のカルシウムの99%は、骨や歯として蓄えられています。残りの1%は体中の細胞でいろいろな働きをしています。睡眠に関係することでは、神経の興奮を抑えて気持ちをリラックスさせたり、睡眠時間を調整したりしています。

第二次世界大戦のあと、日本人の食生活はめざましく良くなりました。脂肪や炭水化物の摂取量が多すぎて、肥満や動脈硬化が問題になるくらいです。しかし、カルシウムの摂取量だけは、長い間ずっと不足したままです。

女性にとってカルシウムはとても大切です。妊娠や授乳では、赤ちゃんにカルシウムをあげなければなりません。また、女性に多い骨粗《こつそ》鬆症《しょうしょう》の予防のためには、若い頃からカルシウムを十分にとって骨を強くしておく必要があります。

カルシウムは干しエビや小魚などの魚介類、海藻、牛乳・乳製品、豆類、ケール、ブロッコリー、白菜などに多く含まれています。ビタミンDやクエン酸と一緒にとると、カルシウムの吸収率が高まって効果的です。

❻ ビタミンB12

ビタミンB12は、神経や血液細胞に欠かせない栄養素です。そのため、ビタミンB12が不足すると、神経障害による痛みやしびれ、血液の成長障害による貧血が起こります。痛みや貧血は、睡眠障害の原因にもなります。

ビタミンB12は体内時計を調節して、睡眠・覚醒リズムを正常にする働きもあります。そのため、睡眠と覚醒のリズムが崩れる病気の治療薬として、ビタミンB12が使われることがあります。

サケ・イワシ・ウナギなどの魚介類、シジミ・アサリなどの二枚貝、海苔などの海藻類、レバーなどの肉、卵、牛乳・乳製品などに、ビタミンB12が多く含まれています。

高齢者や菜食主義者のように動物性食品をとらない人、胃の全摘手術を受けた人は、ビタミンB12が不足しやすいので注意が必要です。ビタミンB群を含むサプリメントを飲むと、尿が濃い黄色になります。これは尿に排泄《はいせつ》されたビタミンB2によるものなので、特に問題はありません。

気持ちを落ち着かせる食材

「神経が高ぶって眠れないときは、ホットミルクを飲むとよい」という話を聞いたことがありませんか？　これは、牛乳に含まれるカルシウムが神経の興奮を抑えて、気持ちを落ち着かせる働きがあるからです。

カルシウムのほかにも、リラックス効果がある食材や成分はいくつかあります。ここでは、お茶のテアニンと沖縄伝統野菜のクワンソウなどを紹介します。

お茶といえば興奮作用のあるカフェインが有名ですが、緑茶のうまみに関与する成分のテアニンは、気持ちをリラックスさせて眠りに誘ってくれます。テアニンは緑茶やウーロン茶、紅茶などに含まれ、特に玉露のような高級なお茶に多いのが特徴です。

夜にお茶を飲むと、カフェインで眠れなくなります。眠る前にテアニンをとるときは、水出しのお茶を飲みましょう。茶葉を冷水につけて時間をかけて抽出すると、カフェインが少なくテアニンが多いお茶が作れます。

沖縄伝統的農産物のひとつに、「クワンソウ」があります。沖縄では昔から、イライラして眠れないときにクワンソウを食べてきました。実験でマウスにクワンソウを食べさせると、熟睡時間が1・5倍に延びることが分かりました。

沖縄では、クワンソウの若芽や葉、根元の柔らかい部分は和え物《あえもの》に、花は酢の物や天ぷらにして食べます。沖縄県以外では手に入りにくいクワンソウですが、そんなときはサプリメントやクワンソウ茶などでとる方法もあります。

心の安定に大切なセロトニンを脳の中で作るためには、164ページで取り上げたトリプトファンのほかに、マグネシウムも必要です。マグネシウムが不足すると、夜中にこむら返りが起こったりします。マグネシウムは、クルミやアーモンド、落花生などのナッツ類、海藻類、魚介類などに多く含まれています。また、精製されていない穀類やホウレンソウのような緑黄色野菜、豆類、カボチャの種、ゴマなどにも豊富に含まれています。

141ページで紹介した硫化アリルは、嗅ぐだけでなく食べても気持ちを落ち着かせ、眠りに誘います。硫化アリルはタマネギやネギ、ニンニクなどに多く含まれています。

香りが効く食材では、ミツバやパセリ、セロリもおすすめです。

痛みを和らげる食材

年齢とともに関節や筋肉、骨が老化します。体が痛いときは、静かに寝ていたいものです。しかし、寝方が悪いとさらに痛みが増すことがあります。また、膝の痛みの主な原因である変形性膝関節症は、動かさないことが痛みの原因となり、夜中に目が覚めることもあります。

若いときにも痛みを感じます。久しぶりに運動すると、筋肉痛に襲われます。食べすぎると逆流性食道炎が起こり、みぞおちの痛みや胸焼けに悩まされます。十二指腸潰瘍《じゅうにしちょうかいよう》は、夜間の腹痛が特徴です。女性は生理痛のために、家事や仕事ができなくなる人もいます。

痛くて眠れない人は、早めに病院へ行って、きちんと治療を受けましょう。それほどではなく、なんとか自分で痛みをコントロールしたいときは、食事に気を配ってみてください。

西洋医学と違ったアプローチである代替・補完医療では、体の痛みを和らげる食材をいくつかすすめています。例えば、関節が痛いときには、サクランボやターメリックをとりましょう。サクランボは酸っぱいほど効果があります。さらに、サクランボには睡眠ホルモン・メラトニンが多く含まれています。ターメリックに含まれるクルクミンには、アンチエイジングの効果も期待できます。

筋肉痛のときは、ショウガを食べましょう。ショウガは、炎症を鎮めて痛みを軽くするほか、血行を促進し新陳代謝を高め、体を温かくしてくれます。

逆流性食道炎などで胸焼けするときは、豆類がおすすめです。豆類に含まれる食物繊維は、食べ物が胃から腸へ進むことを助けてくれます。食物繊維で便通が良くなれば、便秘による腹痛も軽くなります。

排卵から月経までに起こる心と体のイヤな症状を、「月経前症候群」と言います。女性の5~8割が、月経前症候群に悩まされています。月経前症候群による痛みには、ナッツや大豆、魚が効きます。

すぐ強力に痛みがとれる訳ではありませんが、自分に合った食材を今より少し多めにとることで、穏やかに眠れるといいですね。

便通を改善する食材

ストレスにさらされると、便秘になったり下痢になったりしませんか？　これは、脳と腸には、密接な関係があるからです。脳がストレスを感じると、それが腸に伝わって便通がおかしくなります。逆に、腸の状態も神経やホルモンを介して脳に伝えられます。このような脳と腸の関係を「脳腸相関《のうちょうそうかん》」と言います。

腸は自律神経にコントロールされています。一方、脳腸相関によって、腸の状態の善し悪しで、自律神経にも好調・不調の波が生まれます。睡眠も自律神経のコントロールを受けています。そのため、便通など腸の状態は、自律神経を介して睡眠にも影響を与えます。

便通を良くするためには、なにをどう食べるかが大切です。

まず、食材・成分では、乳酸菌や発酵食品、食物繊維、オリゴ糖がおすすめです。ヨーグルトや乳酸菌飲料、納豆、漬物などは、腸内環境を整える善玉菌（ビフィズス菌や乳酸菌）が多く含まれています。食物繊維やオリゴ糖は、善玉菌のエサになります。食物繊維は野菜や果物、豆類、芋類、キノコ類、海藻類に多く含まれます。オリゴ糖は大豆やタマネギ、ネギ、ニンニク、ゴボウ、アスパラガス、バナナなどの食品に豊富です。

また、使う油にも気を配りましょう。オリーブオイルなどのオレイン酸は、小腸で吸収されず大腸まで届きます。そして、硬い便を軟らかくし、腸を活発にして排便を促してくれます。便が硬い人は、十分な水分もとりましょう。

食べ方では、1日3回、規則正しく食べることが大切です。朝食を抜いたり、遅い時刻に夜食をたくさん食べたりすると、胃腸の働きがおかしくなります。朝食を食べていない人は、牛乳とバナナぐらいから始めてみましょう。

偏食をしないことも重要です。特定の食材ばかり食べたり、食材の種類が少なかったりすると、必要な栄養素がとれなくなることがあります。肉類や卵など動物性食品が多くなると、腸内環境を乱す悪玉菌が増えて便秘や下痢を起こしやすくなります。

暴飲暴食も止めておきましょう。腸がストレスを感じて、善玉菌が育ちにくくなります。食べることでお腹がスッキリしてよく眠れると、一石二鳥ですね。

鉄を補充する食材

女性は月経や妊娠、出産などのため、体の中の鉄分を失います。そのため、日本人女性のおよそ1割が「鉄欠乏性貧血」を発症します。また、若い女性では、ダイエットや偏食なども貧血を助長しています。貧血まで至らない鉄欠乏状態「隠れ貧血」まで含めると、月経のある女性の約半数はなんらかの鉄欠乏状態にあると言われています。

健常な女性は月経の約5日間で、150㎖ほど出血します。1回の月経で失う鉄分は、15〜20㎎になります。そのため、月経がある女性は1日10〜14㎎の鉄分摂取がすすめられています。また、妊娠や授乳でさらに鉄分が失われるので、妊娠初期や授乳期はプラス2・5㎎、妊娠中期〜末期はプラス15㎎の鉄分をとるようにしましょう。

貧血になると、体の隅々まで酸素が届きにくくなるので、体がだるく動きたくなくなります。また、神経が高ぶってイライラがつのります。体が疲労せず夜にイライラすると、

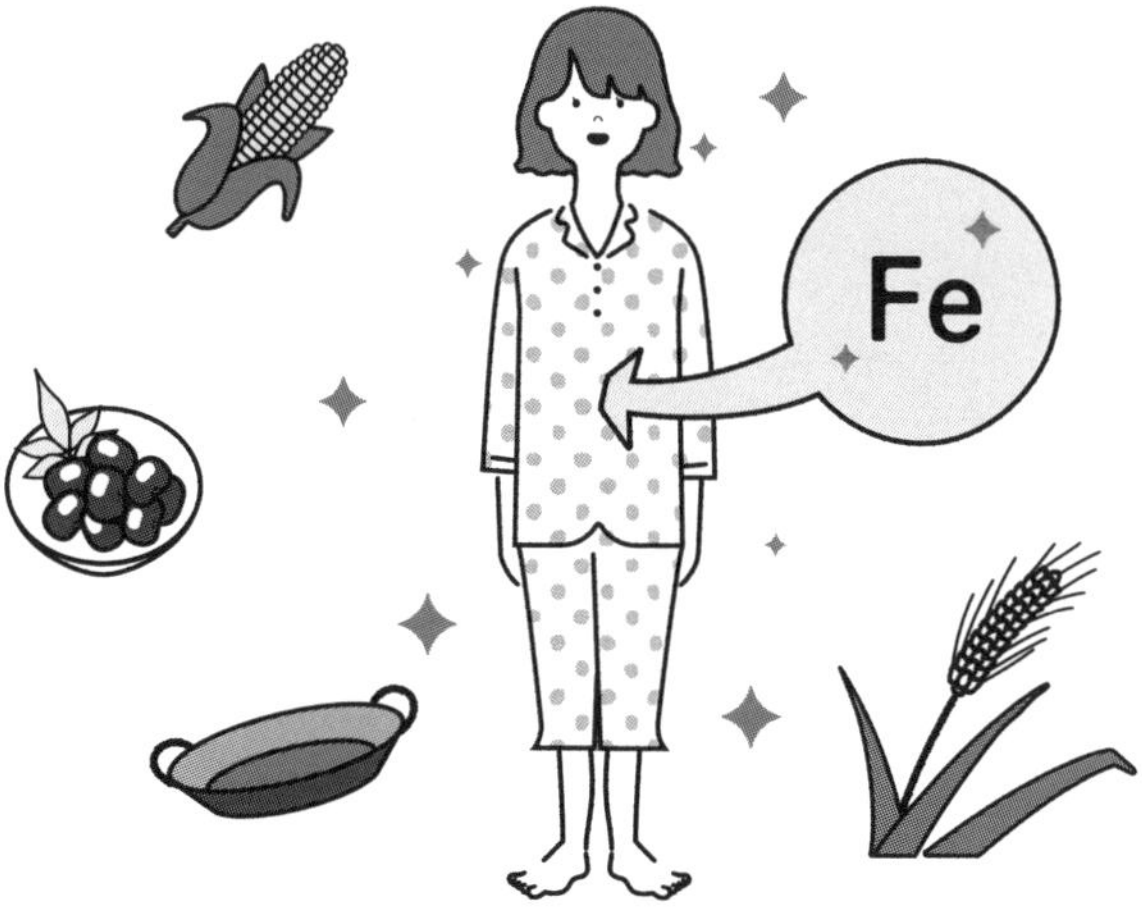

よく眠れなくなってしまいます。また、体内の鉄が不足すると、脳にあるドーパミン神経がうまく働かなくなります。睡眠障害のひとつに、脚に変な感じがして眠れなくなる病気「むずむず脚症候群」があります。この病気の主な原因は、鉄不足によるドーパミン神経の不調です。このように、鉄分が足らないといろいろな睡眠の問題が起きてきます。

鉄を多く含む食材として、レバーや魚介類があります。動物性食品に含まれる鉄は「ヘム鉄」と呼ばれるもので、吸収が良い鉄分です。一方、米や小麦、トウモロコシ、黒豆、大豆、キクラゲ、海苔などにも鉄が含まれています。植物性食品に含まれる鉄分は「非ヘム鉄」と呼ばれ、ヘム鉄に比べて吸収が悪いのが残念なところです。

しかし、食材の組み合わせで、鉄の吸収を増やせます。たんぱく質やアミノ酸、ビタミンCを一緒にとると、鉄の吸収率が高まります。また、鉄の鍋を使うと、調理しているときに鉄が溶け出して鉄分を補給できます。鉄以外でできた鍋を使うときは、卵や魚などの形をした鉄のグッズを鍋に入れると、鉄分が溶け出します。

ビタミンB12や葉酸が不足しても、貧血を起こします。ビタミンB12は、カキやアサリ、ホタテ、サバなどの魚介類に多く含まれています。また、葉酸は枝豆やアスパラガスなどの野菜、海苔やワカメなどの海藻に豊富です。

認知症になりにくい食事

厚生労働省の発表によると、2012年での認知症患者さんは全国で約462万人と推計されています。65歳以上の認知症の患者さんでは、女性が男性の2倍の割合になっています。さらに、2025年には認知症患者さんが、700万人を超えると言われています。これは、65歳以上の高齢者のうち、5人にひとりが認知症にかかる計算です。

認知症になると、脳の細胞が減ったり、脳の神経同士のつながりが悪くなったりします。そのため、認知症が進むと多くの患者さんで睡眠障害が現れます。日中はうとうとしていて夜に目が覚めて騒いだりすると、介護する人の負担も大きくなります。

残念ながら、認知症の根本的な治療薬はまだありません。しかし、生活習慣を良くすることで、ある程度の予防はできます。最近の研究では、低学歴・肥満・高血圧症・難聴・喫煙・抑うつ・運動不足・社会的孤立・糖尿病が解消できれば、認知症になるリスクを35

%減らせることが分かりました。

これら予防因子のうち肥満や高血圧症、糖尿病は、食事を見直して運動量を増やすことで予防できます。まずは、塩分や食べすぎを控えましょう。血圧を下げるには、カリウムやマグネシウム、カルシウムも有効です。カリウムは新鮮な野菜や海藻、果物などに多く含まれています。カルシウムは牛乳や乳製品などに、マグネシウムは胚芽米や胚芽パンなど精白度の低い穀物に豊富です。糖尿病にならないためには、食物繊維を十分にとり、油を使わない調理の仕方を心がけましょう。

認知症の予防に直接効果がある食品の成分もあります。おすすめはポリフェノールとDHA（ドコサヘキサエン酸）・EPA（エイコサペンタエン酸）です。

ポリフェノールには、抗酸化作用や抗炎症作用があります。この「アンチエイジング効果」が認知症を予防してくれます。カレーにはクルクミン、赤ワインにはミリセチン、緑茶にはカテキン、紅茶にはテアフラビン、柑橘類《かんきつるい》にはノビレチンというポリフェノールが多く含まれています。

DHAやEPAは、健康に良い油であるオメガ3脂肪酸のひとつです。DHAは脳細胞に必要な成分であり、EPAは血管を広げて血行を良くします。DHAやEPAはサンマやアジ、イワシ、サバなどの青魚に豊富に含まれています。
認知症を予防して、家族ともども幸せな老後を送りましょう。

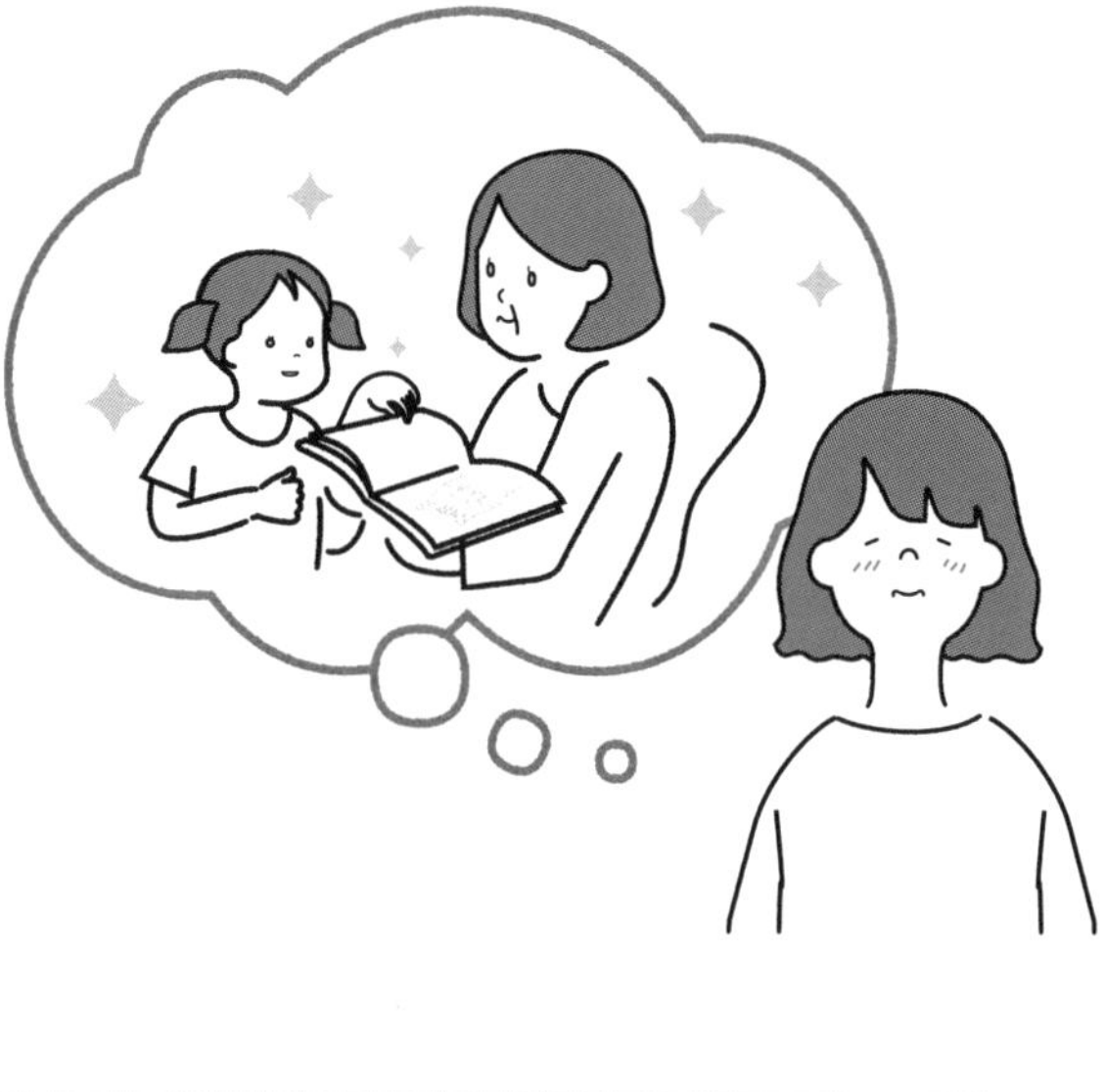

脂質異常症の人の食事

厚生労働省が2016年に行った「国民健康・栄養調査」によると、高コレステロール血症が疑われる人は、男性9・8％に対して、女性は17・3％と約2倍もいました。

中性脂肪が多い「高脂血症」と、悪玉コレステロール（LDLコレステロール）が多い「高コレステロール血症」は、まとめて「脂質異常症」と呼ばれています。脂質異常症は、重症度が増すにつれて睡眠の質が悪くなります。

脂質異常症の予防には、食生活の改善が役立ちます。

食事の基本は、3食規則正しくとることです。朝食・昼食・夕食を毎日、なるべく同じ時刻に食べましょう。また、食べる量にも注意してください。夕食にたくさん食べると、とったカロリーが体にたまって太りやすくなります。できれば昼食を多めにとって、朝食：昼食：夕食を3：4：3の割合にしましょう。

1日の適正な摂取カロリーは、身長（m）×身長（m）×550〜660kcalで求められます。この値を参考に、1日の食事の量を調整しましょう。

栄養のバランスにも注意が必要です。

- **炭水化物　60％**
- **たんぱく質　15〜20％**
- **脂肪　20〜25％**
- **食物繊維　25g以上**
- **アルコール　25g以下**

食べ物からとる脂肪を減らすのは当然ですが、炭水化物やアルコールにも気をつけましょう。甘いお菓子やフルーツ、お酒は、体の中で中性脂肪や悪玉コレステロールを増やすからです。

逆に、大豆や大豆製品、魚、良質な油、緑黄色野菜・海藻・キノコは、食べる量を増やしましょう。大豆に含まれるたんぱく質やイソフラボン、魚の赤身や青魚に多いDHA

避けるべき食材

魚の内臓
ココナッツ油、ヤシ油

睡眠を良くする食材

❶メラトニン
米や麦などの穀物
貝割れ大根、ケール、アメリカンチェリー

❷トリプトファン
牛乳や乳製品
豆・豆製品
バナナ、アボカド
肉類
スジコ、タラコ

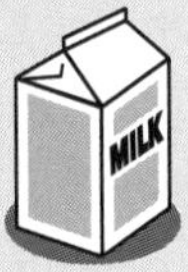

❸グリシン
エビやホタテ、イカ、カニなどの魚介類

❹ギャバ
玄米や胚芽米、アワ・キビ・ヒエ・大麦などの雑穀
漬物
小魚
トマト、スプラウト（発芽野菜）
ココア、チョコレート

❺カルシウム
干しエビや小魚などの魚介類
海藻
牛乳・乳製品
豆類
ケール、ブロッコリー、白菜

❻ビタミンB12
サケ・イワシ・ウナギなど魚介類
シジミ・アサリなどの二枚貝
海苔などの海藻類
レバーなどの肉
卵、牛乳・乳製品

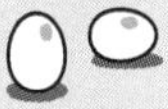

脂質異常症の人の食事

大豆や大豆製品
魚
オリーブオイルや菜種油
緑黄色野菜・海藻・キノコ

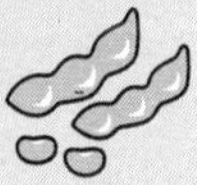

気持ちを落ち着かせる食材

クルミやアーモンド、落花生などのナッツ類
海藻類、魚介類
精製されていない穀類
ホウレンソウのような緑黄色野菜
豆類
カボチャの種
ゴマ
タマネギやネギ、ニンニク、ミツバやパセリ、セロリ

鉄を補充する食材

レバーや魚介類
米や小麦、トウモロコシ、黒豆、大豆、キクラゲ、海苔
カキやアサリ、ホタテ、サバなどの魚介類
枝豆やアスパラガスなどの野菜
海苔やワカメなどの海藻

痛みを和らげる食材

●関節が痛いとき
サクランボやターメリック

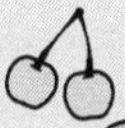

●筋肉痛のとき
ショウガ

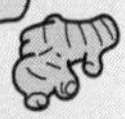

●胸焼けするとき（逆流性食道炎）
豆類

●月経前症候群による痛み
ナッツや大豆、魚

便通を改善する食材

ヨーグルトや乳酸菌飲料、納豆、漬物
野菜や果物、豆類、芋類、キノコ類、海藻類
大豆やタマネギ、ネギ、ニンニク、ゴボウ、アスパラガス、バナナ
オリーブオイル

認知症になりにくい食事

カレー
赤ワイン
緑茶、紅茶
柑橘類
サンマやアジ、イワシ、サバなどの青魚

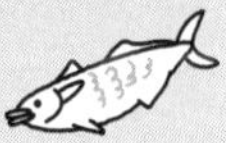

（ドコサヘキサエン酸）やＥＰＡ（エイコサペンタエン酸）には、中性脂肪や悪玉コレステロールを減らす働きがあります。また、オレイン酸を含むオリーブオイルや菜種油は、悪玉コレステロールを減らします。さらに、緑黄色野菜・海藻・キノコの食物繊維は、腸でのコレステロールの吸収を抑えてくれます。

第6章

短時間でも質の良い睡眠をとる方法

小腹がすいたときの対処法

第5章では、「眠る前には食事をしてはいけません」と書きました。しかし、実際には、夕食後に時間がたって、お腹がすいて眠れないことがあります。そんなときは、どうしたらよいのでしょうか?

「お腹がすいたからすぐ食べる」というのはNGです。まずは5分ほど、本当に自分はお腹がすいているのかどうか、考えてみましょう。なにも考えずにすぐ食べ物を口にする人は、「満腹ではない=空腹」と思い込んでいる人が多いようです。満腹ではないけれど空腹でもないときは、眠れないことはまずありません。安心して寝床につきましょう。

どう考えてもお腹が減っているのなら、なにか気を紛らわせることをやってみましょう。ストレッチングなどの軽い運動や読書、音楽を聴く、友人との電話などを試してみてください。それで空腹感が減れば、食べなくてもすみます。

どうしてもお腹になにかを入れたいなら、水やノンカフェインの飲み物をとったり、キユウリやコンニャクゼリーなど低カロリーの物を食べたりしてみましょう。カロリーがないものでも、お腹に入ると空腹感が減ることがあります。

本当に空腹なときは、血糖値が下がっています。血糖値を上げるためには、運動するか食べるかです。まずは運動をして、血糖値を上げましょう。長い時間激しい運動をすると眠気が減ってしまうので、短時間の運動が適しています。例えば、10秒間、できる限り速く足踏みをしましょう。全力で10秒間はきついですが、その分血糖値が上がります。

「なにをやっても空腹感がなくならない」となってはじめて、なにかを食べましょう。消化の良い炭水化物（例えば素うどんなど）を少しだけ食べます。

脂っこい物や肉などは消化に時間がかかるため、空腹が満たされても眠りにくくなります。夜中は昼と比べて、とったカロリーが20倍も脂肪細胞にため込まれやすいので、満腹になるまで食べるのは危険です。

また、夜遅くにたくさん食べると翌朝まで消化が続きます。すると、朝になってもお腹がすかず、朝食がとれなくなるので禁物です。さらに、冷たすぎる物や熱すぎる物も、目が覚めてしまうので控えましょう。

ストレスを書き出して片づける

なんだかモヤモヤして眠れない……。そんなときは、その気持ちを紙に書き出してみましょう。少し気持ちが落ち着いて、眠りやすくなります。ネガティブな感情を紙に書き出して解消することを、「エクスプレッシブ・ライティング」と言います。自分の感情を具体的に書き出してそれを読むと、頭を使って考えようとします。感情に対して冷静になると、ネガティブな感情を受け入れやすくなります。感情を受け入れて恐れがなくなると、なんとかなるように思えて安心できます。そして、解決策を考えられるようになります。

これまでの研究では、エクスプレッシブ・ライティングによって、ストレスやうつ気分、不安感が減って気持ちが穏やかになり、幸福感が増すことも知られています。

エクスプレッシブ・ライティングのやり方は、簡単です。眠る前にノートなどに、悩んでいることや不安に感じていることなどを書くだけです。はじめは簡単に書くだけでかまいません。少し慣れてきたら、ネガティブな感情が起こる原因や状況、つらさの程度、今の問題が解決したときの自分の姿なども書いてみましょう。ノートに自分の感情を書き終わったら、読み返してみましょう。そしてノートを閉じて、「これでおしまい」と言いながら、ノートを引き出しにしまいます。こうすることで、気持ちに一区切りがつきます。

「眠る前にネガティブな感情を思い出すと、ますます眠れなくなる」という人もいます。そんな人は、自分の気持ちが一番落ち着く時間帯に書いてみましょう。

それでもうまくいかないときは、ネガティブな感情の処理でなく、ポジティブな感情を強化しましょう。眠る前にその日1日を振り返って、良かったことを3つ書き出します。これは「スリー・グッド・シングス」という、心理学を応用した手法です。

スリー・グッド・シングスを行うと、心がほのぼのして笑顔がこぼれます。心の緊張がほぐれると、副交感神経が優位となって眠りやすくなります。

これまでの研究では、良いこと3つを書き続けると幸福度が向上し、うつ気分が減ります。また、主体性や意欲にもつながる自己肯定感が高まるとも言われています。

エクスプレッシブ・ライティングとスリー・グッド・シングス。どちらも紙に書くだけの簡単なことなので、自分に合った方法を見つけて試してみてください。

シャワーでリラックスする（クナイプ水療法）

眠る前にぬるめのお風呂に入ると、体温が一度上がったあと、急激に下がるので寝つきが良くなります。しかし、時間がないときや暑い夏には、お風呂の準備や後始末が大変です。シャワーで済ませることも多いでしょう。確かにシャワーだけでも爽快感が得られます。それでも入浴に比べたら、睡眠を良くする効果は少ないと思われてきました。

シャワー派の人におすすめなのが、ドイツの伝統医学である「クナイプ自然療法」で行われる水療法です。クナイプ自然療法では、睡眠の質を改善するために、特別な方法で下半身にシャワーをあてていきます。

やり方は立った姿で、43℃くらいのお湯をシャワーで2〜3分間、左右の脚に交互にかけます。次に、20℃くらいの冷水シャワーを20秒ほど、同様にかけます。脚に温冷刺激を交互に与えることで、副交感神経が優位になってリラックスでき、ぐっすり眠れます。

クナイプ自然療法の水治療

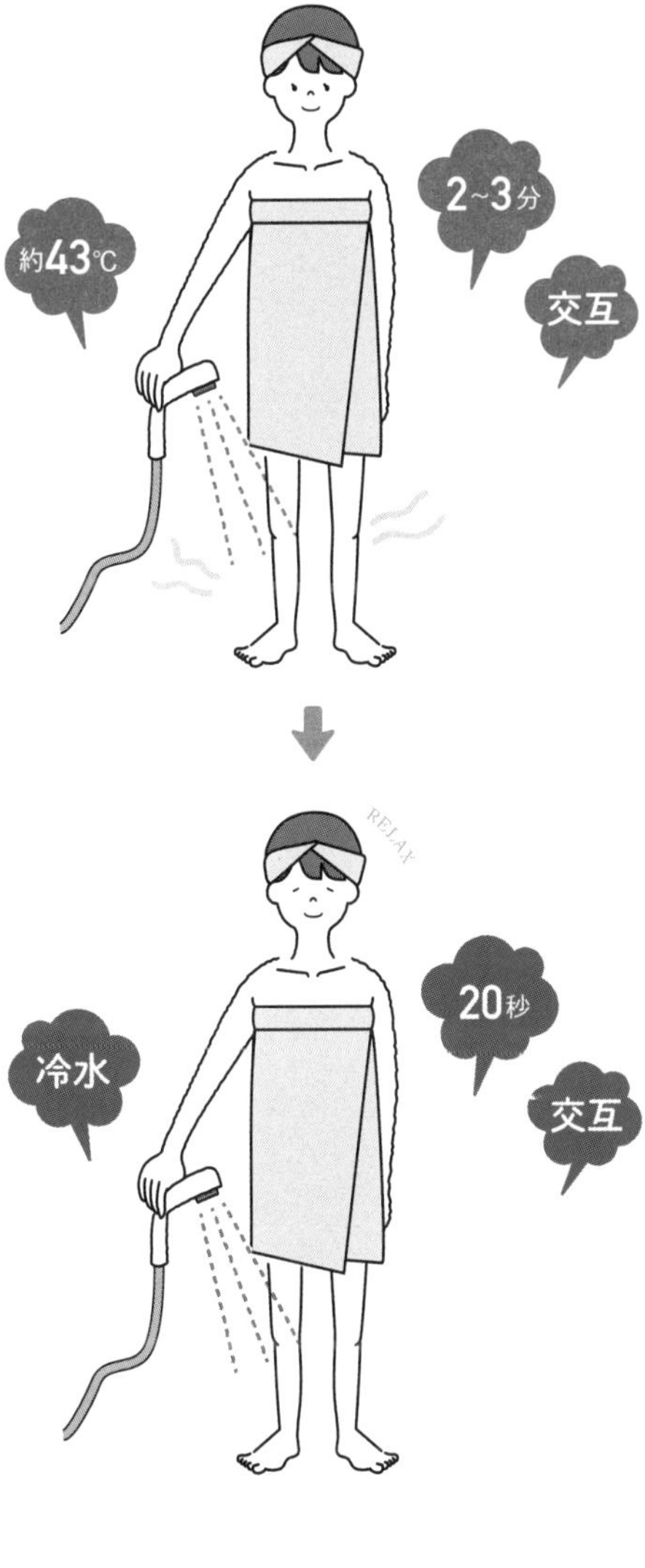

パジャマに着替える

あなたは眠るときに、パジャマなどの眠るための服に着替えていますか？　もしそうでなければ、これからは着替えてから眠ることをおすすめします。

株式会社ワコールが、パジャマと眠りに関する実験を行いました。実験の対象は、普段、パジャマに着替えないで眠る20～40歳代の男女30名です。

この実験から、パジャマを着ると寝つきが良くなることが分かりました。普段通りの服を着たときの寝つきにかかる時間は、平均47分でした。一方、パジャマを着て眠ったときは平均38分で寝つき、9分も短くなりました。また夜中に目覚める回数も、パジャマを着ると減ります。これまでの服装で眠った場合は、夜中に目覚める回数が平均3・54回でしたが、パジャマを着るようになると、平均3・01回しか目覚めず、約15％も減りました。

パジャマを着ると、寝つきが良くなって夜中に目覚めなくなるので、睡眠の効率も良くなります。睡眠効率は、〈実際に眠っていた時間〉÷〈寝床にいた時間〉×100で表されます。パジャマ以外で眠ったときの睡眠効率は84％、パジャマを着たときの睡眠効率は87％で、3ポイント改善しました。

眠る前に決まった行動をとると、気持ちがリラックスして寝つきが良くなります。この行動を「スリープ・セレモニー」あるいは「入眠儀式」と言います。パジャマに着替えることもこのスリープ・セレモニーになり、睡眠の質が良くなったのだと思われます。また、パジャマは昼の服に比べて、肌触りが良くなっています。この気持ちの良い感触が、安心感を高めてくれたのでしょう。

パジャマを選ぶときのポイントは、3つあります。まず吸水性や速乾性が高いこと、次に柔軟性があること、そして表面がなめらかなことです。

吸水性や速乾性が高いと、汗をパジャマが素早く吸収して蒸発させてくれます。すると、体温が効率よく下がって、眠気が強まります。また、ゴワゴワした素材の服では、皮膚の刺激が強くて心身がリラックスできず、よく眠れません。さらに、パジャマの表面に凹凸があると、自然な寝返りが妨げられて熟睡できなくなってしまいます。

形や色、柄がお気に入りのパジャマを着て、ぐっすり眠ってください。

仕事のメールをチェックしない

パソコンや携帯などの電子メディア機器の画面からは、「ブルーライト」という青い光がたくさん出ています。青色は日中の空の色なので、私たちの脳は青い光を見ると昼間だと勘違いしてしまいます。そして、睡眠ホルモン・メラトニンの分泌を減らすので、眠気が減ってしまいます。ですから、眠る1時間前、遅くとも30分前からは、これら電子メディア機器を見ないようにしましょう。

特に、仕事のメールチェックは夜遅くには止めておきましょう。

イギリスの睡眠センターでの研究で、夜に仕事関係のメールをチェックすると、エスプレッソ・コーヒー2杯分の覚醒効果があることが分かりました。これは、ブルーライトの効果のほかに、ストレスも関係していると思われます。中には、楽しい仕事のメールもあるかもしれません。しかし、ほとんどの仕事関係のメールは、なんらかのストレスの原因になります。

夜はメールを見ずにぐっすり眠り、朝起きてからメールの対応をした方が能率的で健康的です。

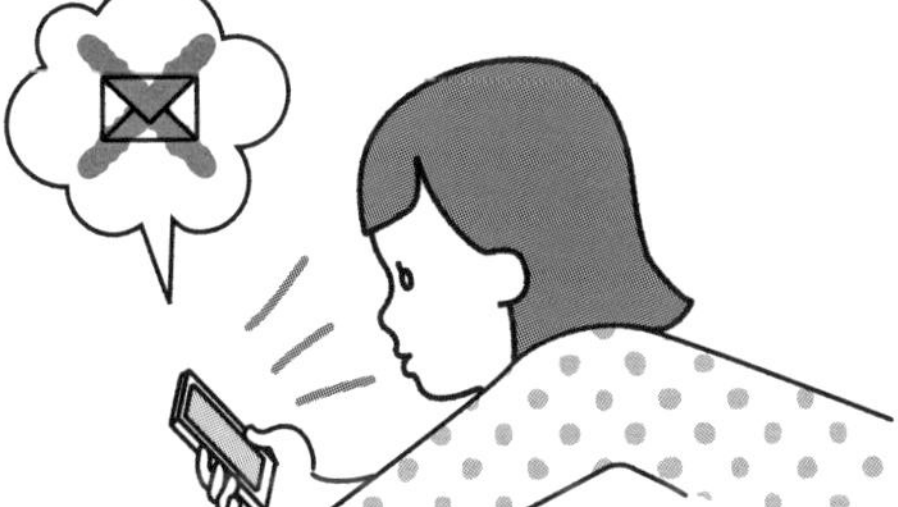

ホワイトノイズ

眠る前にリラックスタイムを設けてゆったりと過ごしても、いざ眠ろうとすると、エアコンの運転音や時計の秒針の音などが気になってしまい寝つけない、という人もいます。消せない「音」を耳障りに感じてしまう場合、あえて「ホワイトノイズ」を聞いてみるのも有効です。

ホワイトノイズとは、テレビの放送終了後に流れる「ザーッ」という音です。「砂嵐」とも呼ばれています。あらゆる周波数の音を含むホワイトノイズを聞くことで、ほかの雑音が気にならず、リラックスして安眠できます。耳栓をすると眠りにくいという方も、比較的抵抗なく利用できる音関係の安眠法です。起きているときにホワイトノイズを聞くと、集中力が高まったり、耳鳴りが軽くなったりする効果もあります。

ホワイトノイズだけでなく、好みに合わせて波の音や雨音などの自然の音や環境音楽を聞きながら眠るのもよいでしょう。ただし、音はなるべく小さな音量（40デシベル以下）で流して、眠りについた頃にタイマーで切れるようにしておきましょう。

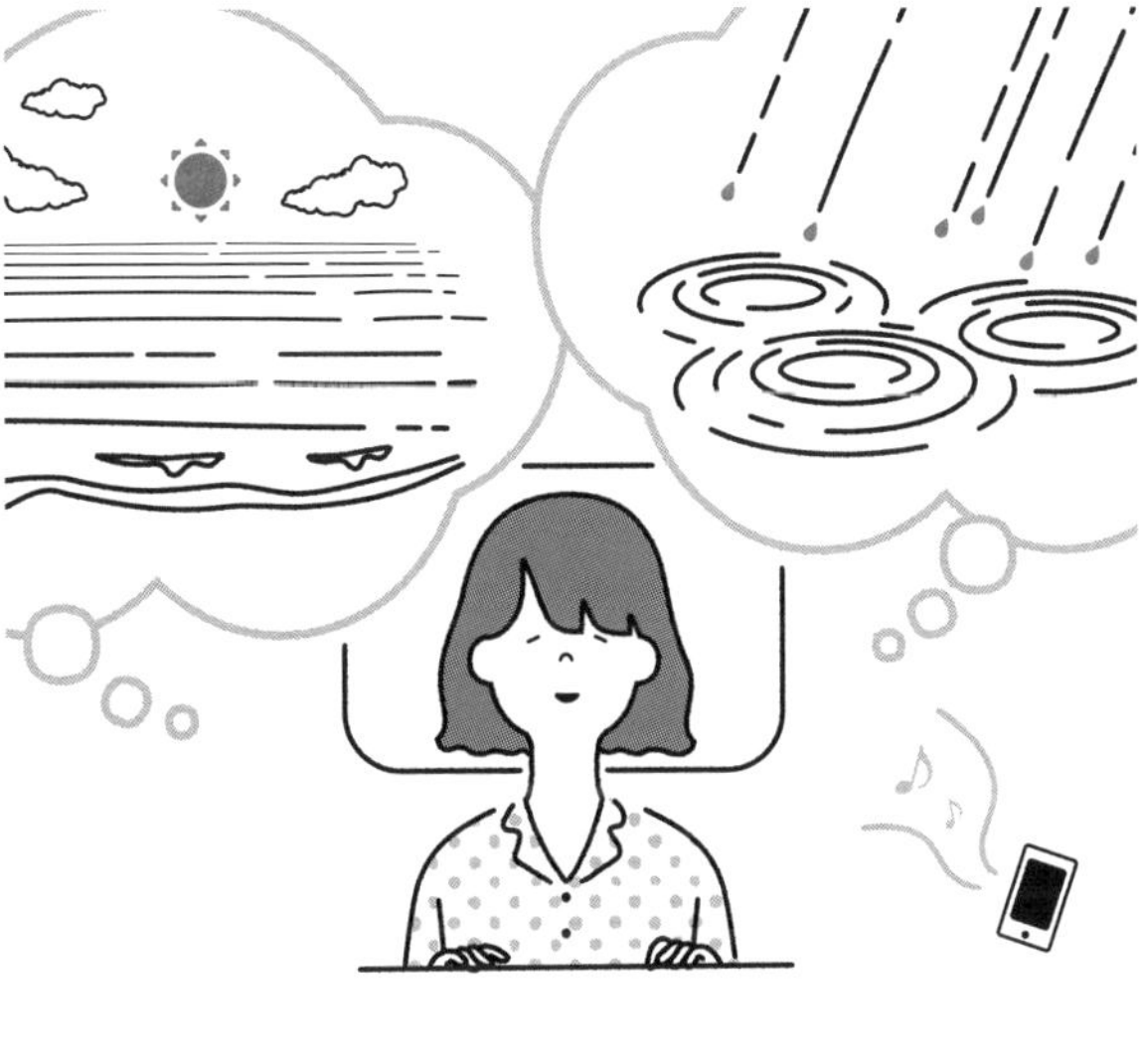

快眠のツボ押し

「笑いのツボにはまる」などと言いますが、ツボとはもともと、東洋医学で言われている「経穴《けいけつ》」のことです。経穴は体を駆け巡るエネルギーの通り道「経絡《けいらく》」の上にあり、エネルギーの流れを調整する重要なポイントです。

まず、快眠のツボとして「百会《ひゃくえ》」「安眠」「失眠《しつみん》」を紹介します。

★ 百会

両耳をつなぐ直線と眉間の中心線が交わるところにあります。不安を抑えて心を落ち着かせてくれます。小さく円を描きながら、気持ちよい程度の強さで押します。

★ **安眠**

耳の後ろの下向きにとがっている骨の先端から、指1本分下にあります。指で6秒間ほど押すことを5回くり返します。

★ **失眠**

かかとの中央の少しへこんだところにあるツボです。反対側の手で握りこぶしを作って、20回ほどゆっくり叩きます。お灸《きゅう》もおすすめです。

次に眠気覚ましのツボとして、「睛明《せいめい》」「風池《ふうち》」「中衝《ちゅうしょう》」をご紹介します。

快眠のツボ

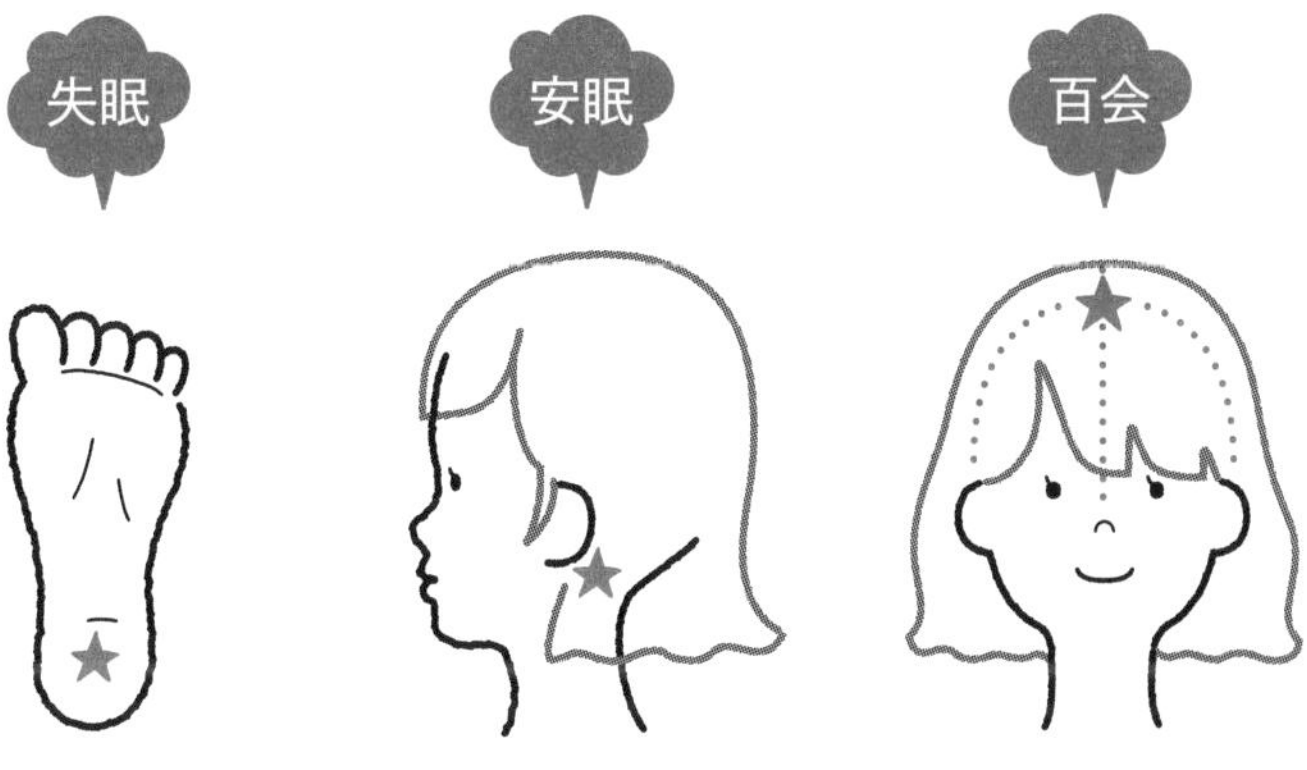

★睛明

左右の目頭の少し上で、骨の内側のくぼんだ部分にあります。骨の内側に親指をあてて押し上げます。

★風池

首と頭蓋骨《ずがいこつ》とのつなぎ目、後ろ髪の生え際のちょっと上で、少しへこんでいる部分です。両手の親指で、頭蓋骨を上にぐっと押し上げるようにします。

★中衝

中指の爪の生え際より2～3㎜下にあるツボです。反対の手の親指と人差し指で、中指を横からはさむように持ち、深呼吸しながら

目覚ましのツボ

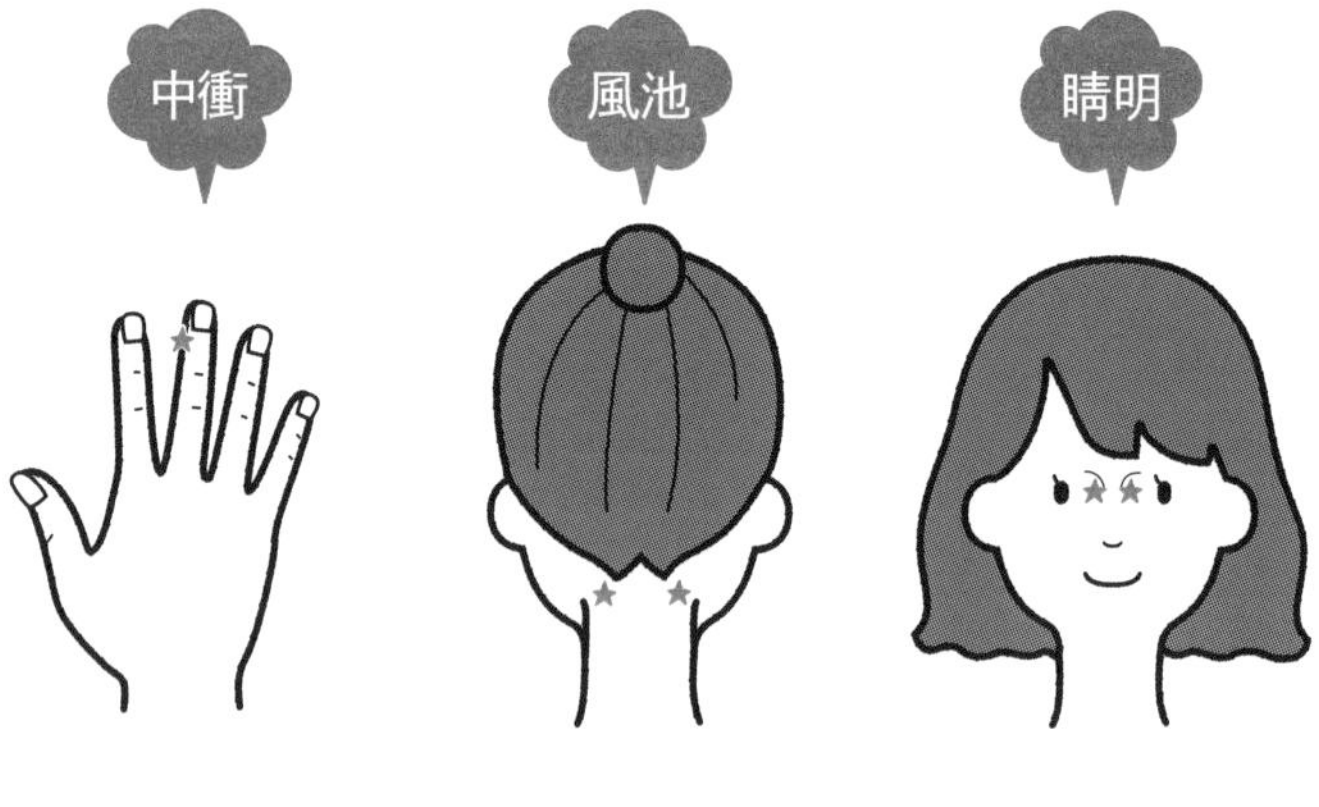

ゆっくり強く押しましょう。

人によって、効果が出るツボが異なることがあります。いくつかのツボを試してみて、最も効く「マイツボ」を見つけてください。

自己覚醒法

自分で決めた時刻に自然と目覚められれば、その日はきっと良い1日になるはずです。多くの人が実行できる、とても簡単な快適目覚め法をご紹介します。

「明日の朝は6時に起きよう」などと、眠るときにあらかじめ起床したい時刻を決めておいて、目覚ましなど外からの刺激を使わず、その時刻に自分で目覚めることを「自己覚醒(self-awakening)」と言います。

実はこの自己覚醒、多くの人が実行可能なのです。海外の報告では、日常的に毎朝、自己覚醒している人は、成人の約半数に上るとされています。

また、日本での調査によると、大学生で自己覚醒できる人は1割ほどしかいませんが、65歳以上では約75%の人が自己覚醒できると答えています。長い間、自己覚醒のトレーニングを積んでいくことで、習慣化していくのかもしれません。

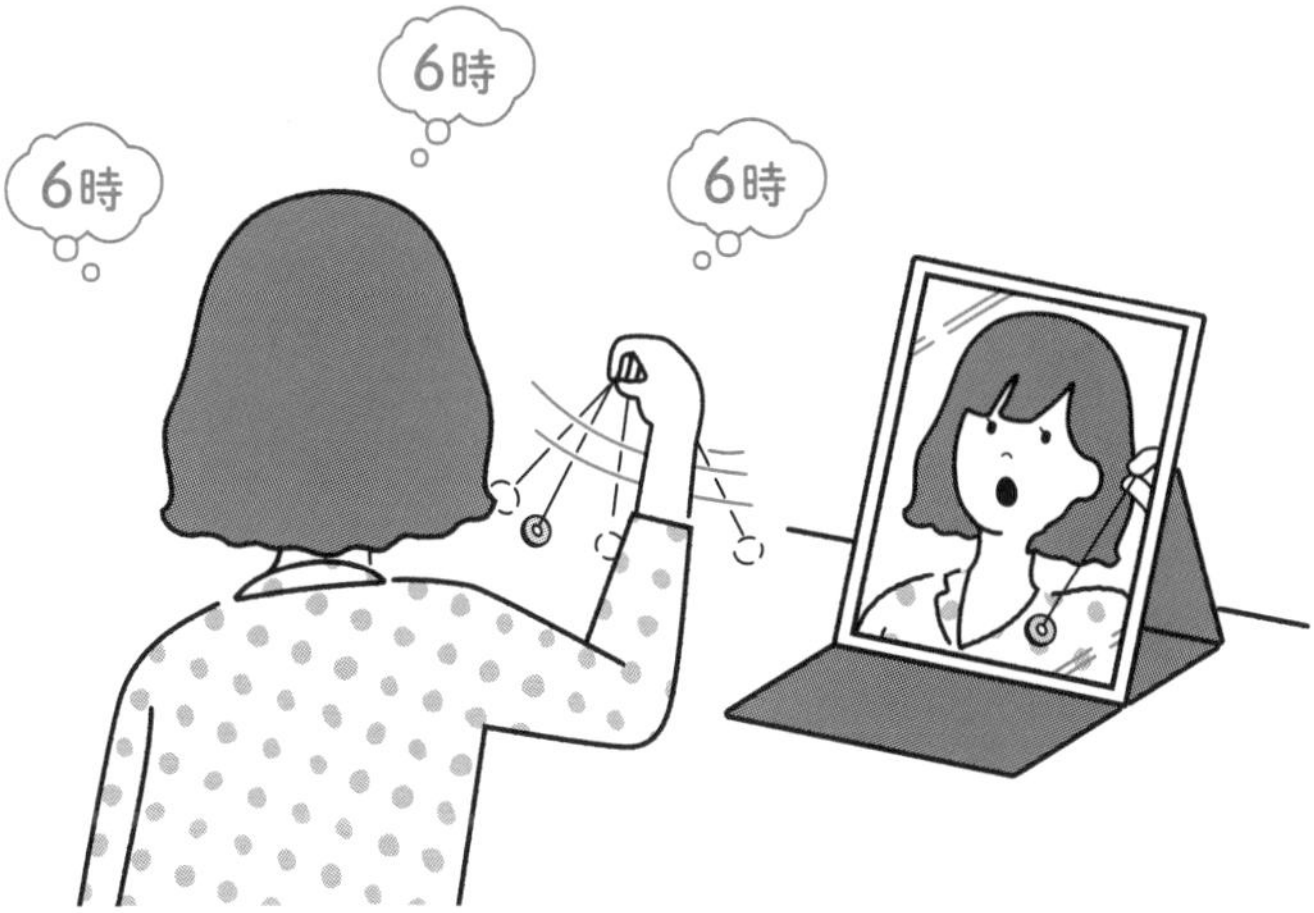

自己覚醒法は、単に目覚めるためのスキルではありません。
習慣的に夜の睡眠で自己覚醒している人は、そうでない人に比べて、日中に居眠りしにくく高い覚醒度を保てています。また、自己覚醒は強制的に起こされたときと比べて、眠気が弱く脳の覚醒度は高く、脳の働きが良くなります。
午後の能率を良くするために昼寝がすすめられていますが、そのときにも自己覚醒は役に立ちます。午後の一眠りの前に目覚める時刻を意識しておくと、目覚めたあとのスタートダッシュが違います。自己覚醒できたときは、目覚める少し前から体で目覚める準備が始まります。例えば、脳の血流や血圧、脈拍、ホルモンの分泌量などが、起きたあとの状態に近づきます。なぜこのようなことが起こるのかは、まだはっきりと分かっていません。おそらく、自己覚醒しようとすると、無意識に体内時計をチェックして起きるタイミングを計っているのではないかと、言われています。

自己覚醒法のやり方は、とても簡単です。眠る前に、目覚めたい時刻を強く意識するだけです。具体的な数字を挙げて、何時間後に起きたいのか、あるいは何時何分に目覚めたいのかを決めます。そして、その時刻を、心の中で3回は強く念じましょう。口に出してつぶやいたり、枕にお願いしたりするのも良い方法です。

目のまわりの保温

目の下にクマがあると、寝不足がばれてしまいます。これは、睡眠不足だと顔の血行が悪くなり、血液が目の下にたまるためです。こんなときには、熱めの蒸しタオルを顔にのせると、気持ちがいいですね。眠る前にも目のまわりを温めると、良い睡眠がとれます。

蒸気温熱シート「めぐりズム」を販売している花王は、蒸気温熱シートの快眠効果について研究しています。眠る前に蒸気温熱シートで目のまわりを温めると、特に睡眠をとっても疲労が回復しないグループで、深い睡眠が増えて睡眠の質も改善し、疲労感も減ることが分かりました。また、目のまわりだけでなく後頭部を蒸気温熱シートで温めても、休息感やリフレッシュ感、睡眠の質・深さが明らかに良くなることも分かりました。

特に冷房が苦手な人や冷え性の人は、ぐっすり眠るために目や後頭部を温めることをおすすめします。

分割睡眠

黒柳徹子さんは80歳を超えても、『徹子の部屋』などのテレビや舞台で活躍し、執筆や社会活動まで行っているバイタリティあふれる人です。彼女はこれまで仕事が終わったあとも、自宅でデスクワークやテレビ番組のチェックなどを行い、朝の5時頃からお昼まで眠っていたそうです。

ところがあるとき、その生活パターンを変えました。きっかけは、「午後10時から午前2時の間に、成長ホルモンがたくさん出る」という話を聞いたことだそうです。成長ホルモンは、子どもだけでなく大人にも大切なホルモンです。成長ホルモンは、深く眠っている間に大量に分泌されて、全身の細胞をメンテナンスしてくれます。

普通の人なら、成長ホルモンをしっかり浴びるために、午後10時から朝まで眠ろうと思うのでしょうが、黒柳さんの考えは違いました。まず、帰宅したら顔だけは洗って、すぐに眠ります。その時刻は、だいたい午後10時。そのあと、午前2時頃に一度起き出して、3時間ほどデスクワークをします。一仕事終えたら、温かい牛乳を飲んで再び眠りにつきます。

長い時間まとめて眠ることを「単相《たんそう》睡眠」と言います。黒柳さんのように2回以上に分けて眠ることは、「分割睡眠」と呼ばれています。若い人は眠る力が強いので、一度に長時間眠れます。しかし、高齢になると「睡眠力」が衰えてくるので、夜中に目覚めることが増え、再び眠ろうとしてもなかなか眠れなくなります。実は高齢者の中には、分割睡眠をとっている人がかなりいるのです。

私たちは、夜の睡眠はまとまって長時間とることが、当たり前だと思っています。しかしそれは思い違いかもしれません。

ある歴史家の調査によると、私たちが思っている以上に、昔の人は夜中に起き出して活動していたようです。トイレに行ったりタバコを吸ったりしただけでなく、近所へ出かけて友人に会うこともありました。このような分割睡眠の習慣は、街灯や家庭内照明の発達によって1920年代に行われなくなり、忘れ去られたようです。

夜中に目が覚めることに悩んでいる人や、夜の早い時間帯に眠くてしょうがない人は、単相睡眠にこだわらず、3～4時間の睡眠を2～3回とる分割睡眠に挑戦してみてはいかがでしょうか。

第 7 章

困ったときの対処法

夏の快眠法

30℃以上になる日中は、熱中症や脱水症予防のためにも、エアコンや扇風機が欠かせません。そのため午後2～4時頃には、電力消費量のピークを迎えます。

一方、夜には外の気温が下がり人の活動も減るので、電気の消費量はピーク時の3分の2から半分に激減します。そのため、無駄な電気を使う必要はありませんが、熱帯夜を乗り切るためには、必要な電気をしっかり使って寝室の環境を良くすることが大切です。

寝室のエアコンの設定温度は、日中の28℃より少し低い26℃にしましょう。この温度が、ナイトウエアを着たときの快適に眠れる上限です。できれば朝までこの温度を保つとよいのですが、一晩中エアコンを使うのが気になる方は、寝ついたあと3時間でエアコンが切れるようにタイマーをセットしてください。睡眠のはじめの3時間には、脳の休息に特に必要な深いノンレム睡眠が多く現れるからです。

少しでも電気を節約したいときには、ナイトウエアを脱いで裸で眠るという手もあります。裸で眠った場合の最適気温は27〜29℃で、ナイトウエアを着ているときより2〜3℃高くても快眠できるからです。最初はなんだか変な感じがしますが、しばらくすると慣れてくるようです。この場合はお腹を冷やしすぎて体調を崩さないよう、十分に気をつけてください。

気温だけでなく、湿度にも気を配りましょう。夏は湿度が70％以上になりますが、快眠できる湿度は50〜60％です。エアコンで冷房をつけると湿度も下がりますが、湿度調整は難しいので、時々湿度計で測ることをおすすめします。エアコンの除湿モードを使えば、

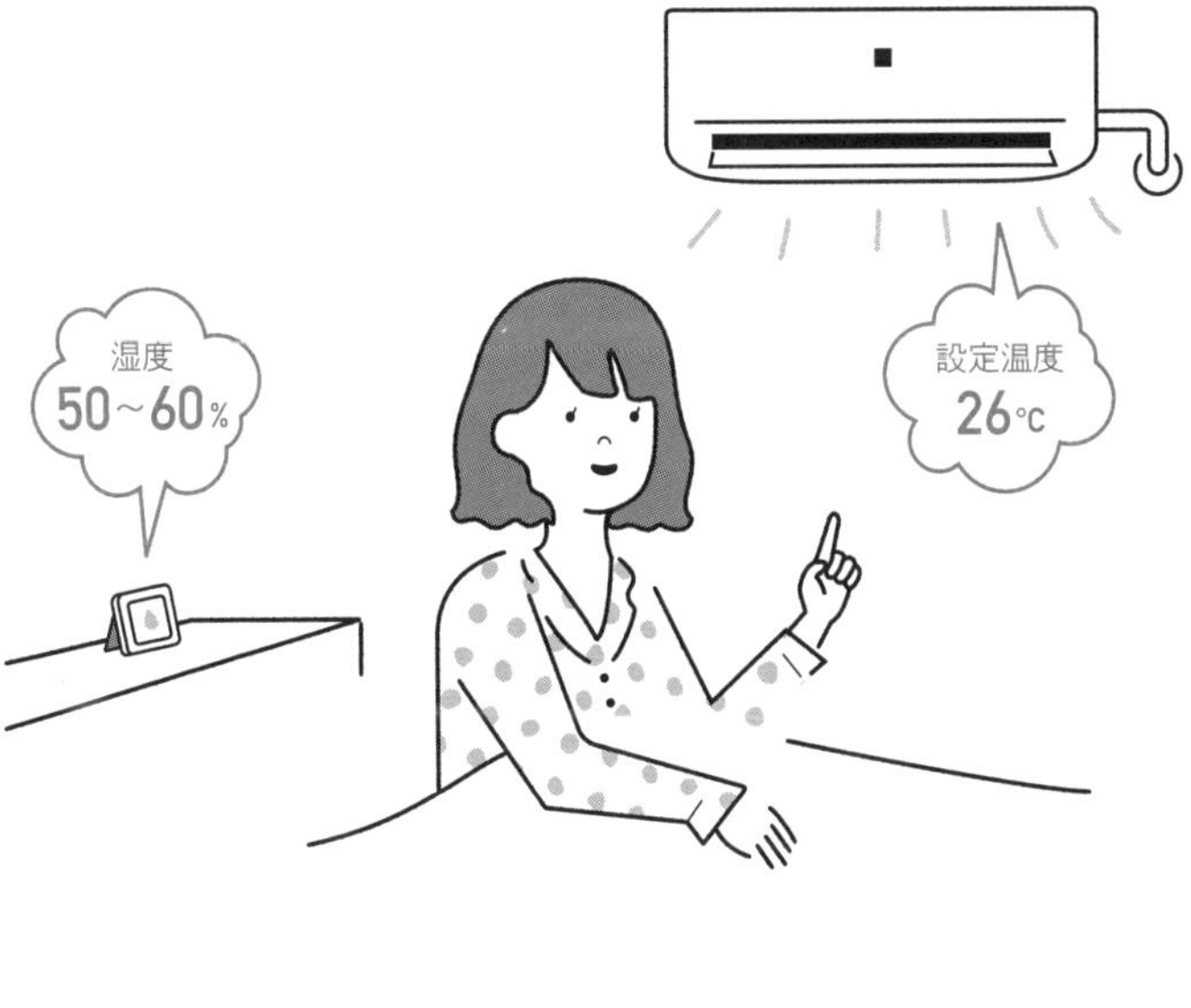

湿度だけでなく温度も少し下がって、場合によっては電気の使用量も節約できます。

エアコンだけでなく、扇風機もうまく使いましょう。扇風機の消費電力はエアコンの20分の1ほどですから、かなりの節電効果が期待できます。扇風機を使うときは首ふり機能を使って、風が体の広い範囲に当たるようにし、体の一部が冷えすぎないように注意してください。

エアコンと扇風機を併用するなら、扇風機はエアコンの対角線上に置いて天井に向けて使うと、効率よく寝室の温度を下げられます。

昔から日本の夏には、寝ござが使われてきました。イグサのひんやりした感触が体を冷やして気持ちよく眠れることは、長い経験から実証済みです。また、麻や竹、特殊加工の化学繊維を使った涼感シーツもあります。最近では、冷却ジェルの入ったマットレスもあります。これを使うと、長い時間にわたって温度が1~2℃下がるので、かなり期待できそうです。

脳はコンピューターと同じで、働いている間に熱がたまってきます。そのため、脳の温度を下げないと壊れてしまいます。脳を冷やしてメンテナンスを行うことは、睡眠の目的のひとつと考えられています。

保冷材などの冷却用ジェルがあれば、冷やして枕にのせれば気持ちよく眠れます。薬局やドラッグストアでは氷枕を手に入れられますし、冷却ジェルでできた枕をインターネットで買うこともできます。和のテイストが好きなら、伝統的な籐《とう》や竹で編んだ枕や陶器でできた枕を試してみてもよいでしょう。

アミノ酸のひとつであるグリシンを眠る前にとると、睡眠中の体温の低下がスムーズになります。その結果、寝つきが良くなり深い睡眠が早く訪れます。グリシンはエビやホタテなどの魚介類に多く含まれています（165ページ参照）。

冬の快眠法

冬は体が冷えてうまく寝つけなかったり、朝も暗さや寒さでなかなか起きられなかったりします。体温や寝室の温度・湿度、さらに寝床の中の環境を整えると、眠りやすく起きやすくなります。

健康な人の体温は、１日の中で１℃くらい上下します。体温が下がる時間帯には寝つきやすく、体温が上がる時間帯には寝つきにくいものです。そのため、寝床に入る予定時刻の30分ほど前にお風呂から上がると、体温が下がる頃に眠りにつけます。

お風呂のお湯が熱いと交感神経が刺激されて目が覚めてしまうので、37〜40℃のぬるめのお湯に20〜30分ほど入りましょう。半身浴でも同じような効果が得られます。どうしても熱いお湯に入りたいときには、いつもより少し早めに入るとよいでしょう。

冬の寝室では16〜20℃で、睡眠感が最も良くなります。大まかに言うと、ナイトウエアの上に一枚羽織ってちょうど良いくらいが目安です。リビングから寝室に入ったときに寒いと感じると、交感神経が興奮して眠気が覚めてしまいます。また、夜中にトイレに行くときも、部屋や廊下が寒いと脳卒中や心臓マヒを起こすこともありますから、注意が必要です。

寝床の中の温度は、体温に近い32～34℃が最適です。眠る1時間前から、電気毛布や湯たんぽで寝床を温めておきましょう。電気毛布を一晩中つけておくと、眠っている間に起こる自然な体温の低下を妨げてしまいます。眠るときにいったんスイッチを切り、目覚める予定時刻の1時間前に、スイッチが入るようにタイマーをセットしましょう。

湯たんぽは時間とともに冷めてくるので、自然な眠りを妨げません。足元に置くより、脚のつけ根や脇、首、お腹にある太い血管を温めると、手足の先まで温かくなります。

冬はただでさえ、空気が乾燥しがちです。エアコンを使うとさらに湿度が下がって、睡眠の質が悪くなります。ノドを痛めたり風邪をひいたりしないためにも、湿度は50％前後を保ちましょう。加湿器を使ったり、濡れたバスタオルを部屋につるしたりなどの工夫が必要です。

適量のアルコールは、寝つきを良くしてくれます。しかし、眠りが浅くなりやすく、トイレのために起きることも多くなるので、睡眠全体としては質が悪くなります。また、睡眠薬代わりに寝酒をしていると、量が増えてアルコール依存症になりやすいので、自制が必要です。女性の場合、日本酒0・5合あるいはビール250㎖以下を、眠る3時間前までに飲み終わるようにしましょう。

朝は目が覚めたら、すぐに明るい光を浴びることが大切です。強い光は、最強の目覚まし効果があるからです。太陽の光を直接浴びるのがベストですが、日の出の時刻が遅い時期は、部屋の照明だけでもパッと全灯にしましょう。

低血圧や低体温の人は、朝、布団を出なくてはいけないことが分かっていても、体が言うことをきいてくれません。そんなときは布団の中で寝転んだまま、等尺性運動《とうしゃくせいうんどう》をしてみましょう。まず、6〜10秒間、全身に力を入れ、次に同じく6〜10秒間、完全に力を抜きます。これを3セットもすれば、血圧と体温が適度に上がってきます。

とっておきの荒業《あらわざ》として、幕末・維新の英雄・西郷隆盛さんも行っていた起床法を紹介しましょう。目が覚めたら、掛け布団や毛布を足元まで蹴飛ばしてしまうのです。こうすれば寒くて眠っていられなくなり、イヤでも目が覚めるはずです。ただし、高血圧や心臓病などがある人は、決して行わないでください。

スッキリ早起きする方法

なぜ、早起きが続かないのでしょうか？

これまでの夜更かし習慣を反省して、新しい早起き習慣を身につけることは、とても良いことです。しかし、そう簡単には習慣を変えることができません。

それは「習慣引力」が強いからです。習慣引力とは、「いつも通り」を維持しようとする、脳のメカニズムです。習慣引力は、これまでのやり方を守ろうとして、新しい習慣を拒否します。

新しい習慣の中でも、早起きは特に難しいもののひとつです。多くの人は早起きを習慣化しようとするときに、次のような誤りを犯します。

● **一気に1時間以上、早起きしようとする**

- 起きる時刻だけを目標にする
- 睡眠時間を削る
- 生活習慣の全体を一気に良くしようとする
- 突発的・イレギュラーな予定に振り回される
- 早起きへのシフトに明確な理由がない
- 早起きのかわりに手放すものが確定していない
- 早起き以外のことも、同時にやろうとする

早起きを習慣化するためには、次の「早起き5原則」を守らなければなりません。

①起きる時刻ではなく、眠る時刻に集中する
②睡眠不足にならないよう十分な睡眠をとる
③一度にひとつの習慣（＝早起き）だけを貫く
④センターピンに狙いを定める
⑤ボトルネックを想定する

「センターピン」とは、眠る時刻を守るためのキーとなる行動やルールです。例えば、仕事が終わる時刻が遅いために眠る時刻が遅くなり、その結果、早起きできない人は、「退社時刻」が早起きするためのセンターピンになります。

「ボトルネック」とは、理想の生活習慣を邪魔する、突発的な予定や誘惑などのことです。例えば、上司からの急な残業依頼や飲み会、土日のイベントなどです。これらのボトルネックをあらかじめ想定し、スケジュールに例外パターンを作っておきます。

実際に夜型の生活を朝型に変えるためには、5つのステップを踏まなければいけません。

①理想の生活習慣を描く
②現状の生活習慣を把握する
③理想と現実のギャップを明確にする
④例外パターンを作る
⑤ベビーステップで始める

ステップ1では、理想の1日のスケジュールを書き出します。この際現状は忘れて、理想の1日を書きましょう。また、予定は、緊急ではないけれども、重要なことから埋めていきます。理想の予定を書き終えたら、そのスケジュールで充実感が得られるか、検証してください。

ステップ2の「現状の把握」では、今の1日の行動を、時系列に書き出してください。

そして次のステップ3で、理想と現実のギャップを確認します。特に、早起きを習慣化するにあたってのセンターピンとボトルネックを、明らかにします。

ステップ4では、休日や突発的な予定、体調不良時などの例外パターンを作ります。ただし、例外パターンは3日以上続けてはいけません。また、最初の3週間は睡眠時間の確

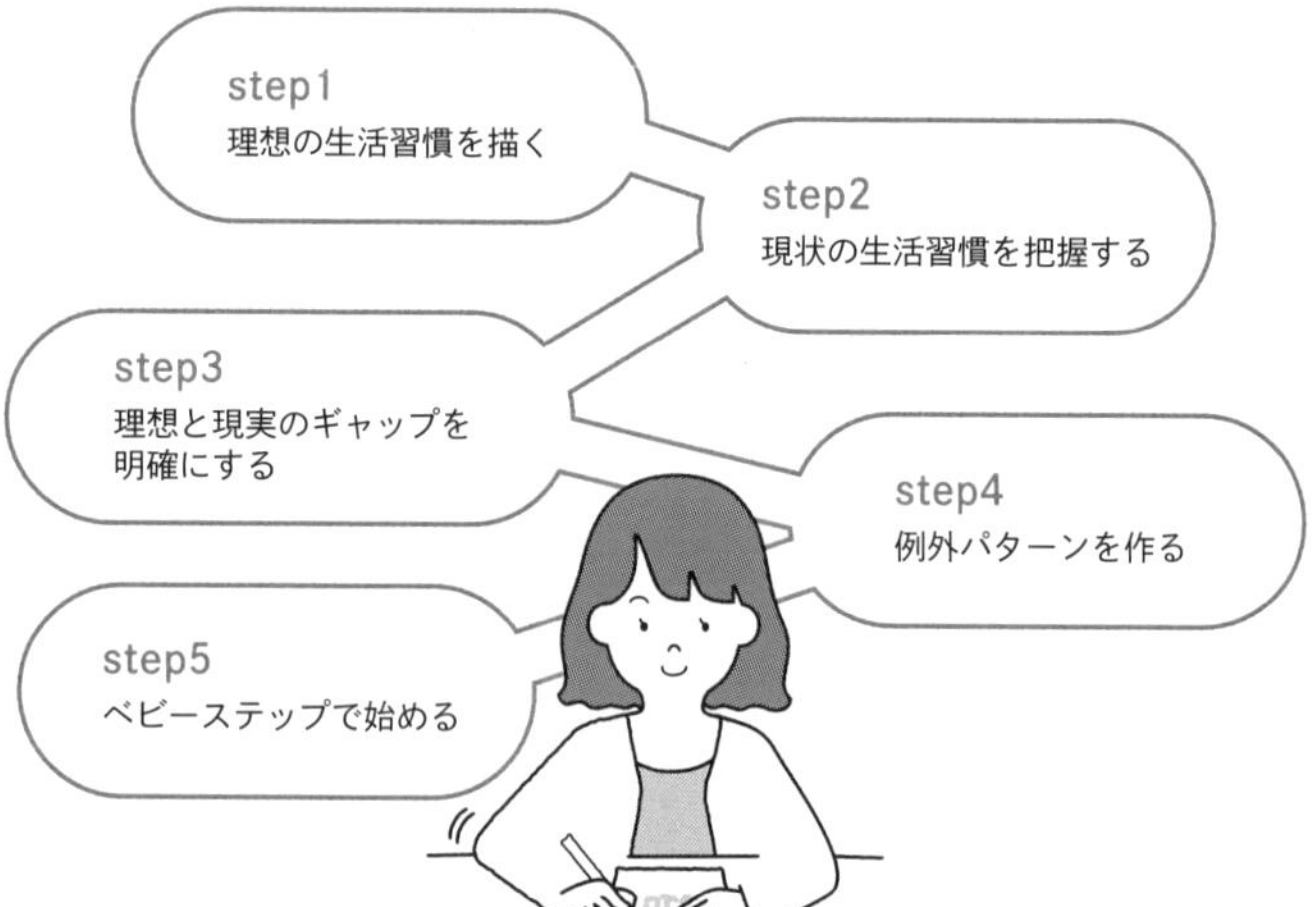
step1
理想の生活習慣を描く
step2
現状の生活習慣を把握する
step3
理想と現実のギャップを
明確にする
step4
例外パターンを作る
step5
ベビーステップで始める

保を優先し、4週目を過ぎたら起床時刻を優先的に守りましょう。例外パターンといえども、センターピンだけは徹底して守ります。
ステップ5の「ベビーステップ」とは、小さなステップということです。例えば、急に1時間以上も早起きしようとするのは大変です。体内時計に無理がかかって、早起きを習慣化できません。起床時刻を30分早めて、それが習慣化したら1週間単位で、さらに30分ずつ早起きします。

早起きを習慣化するには、3カ月ほどかかります。やめたくなったり、うまくいかない時期もあったりするでしょう。しかし、地道に少しずつ起床時刻を早めていけば、きっと朝型人間になれることでしょう。初心を忘れず、頑張ってみてください。

よく眠れないときには睡眠スケジュール法

食事に気をつけたり運動をしたりすることで、糖尿病や高血圧などの生活習慣病を改善することができます。不眠症も生活習慣病のひとつと言えますが、生活習慣病では薬による治療以上に、行動パターンを変えることが重要になります。

不眠症の患者さんの多くは、睡眠に関連する行動に問題があります。眠くなっていないのに早い時刻から寝床についたり、朝目覚めているのに布団からなかなか出てこなかったり……。実は、眠れないのに長い時間、寝床の中で過ごすこと自体が、不眠症を悪化させてしまうのです。

患者さんの考え方や行動を変えていく治療法を「認知行動療法」と言います。「睡眠スケジュール法」は、医療機関で不眠症の治療として行われている認知行動療法のひとつです。

睡眠スケジュール法は、自分に必要な睡眠時間を確保しつつ、布団の中で眠れずに過ごす時間をなくすことが目標です。

まずは、「眠れないのに寝床でモンモンとするのは、人生の無駄である」ということをしっかり自覚しましょう。毎晩1時間、眠れないのに布団にいると、1年間で365時間、つまり丸々15日間も貴重な時間を浪費しているのです。これだけの時間を有効に使えたら、いろいろなことができそうですね。

では、睡眠スケジュール法のやり方を紹介します。以下の手順に従って、試してみてください。

★①睡眠日記をつけて、睡眠改善のプランを作る

睡眠日記のつけ方は、122ページを参照してください。ここ2週間の睡眠日記をつけて、平均睡眠時間を計算しましょう。それを「目標睡眠時間」とします。平均睡眠時間が5時間未満の場合は、5時間に設定します。

★②毎日、ほぼ一定の「起床時刻」を決める

就寝時刻と起床時刻のどちらが大切かというと、起床時刻です。人の体内時計は約25時間ですが、起床したあとに明るい光を浴びることで、体内時計がリセットされます。また、最初に光を見てから14～16時間たつと、睡眠ホルモン・メラトニンが分泌されて眠たくなってきます。

★③起床時刻から目標睡眠時間を引いて就寝時刻を決め、実行する

起床時刻が午前6時、目標睡眠時間を6時間にするなら、午前0時を就寝時刻とします。体内時計のリズムなどからいうと、24時までに眠ることをおすすめします。

★④決めた就寝時刻の前でも、眠たくなったら布団に入って目をつぶる

眠気が出てきたときが、最も寝つきやすくなります。設定した就寝時刻より前に眠ることはかまいませんが、あまりに早い時刻の場合は、体を動かしたりおしゃべりをしたりして、眠気をやり過ごした方がよいこともあります。

★ ⑤布団で15分たっても寝つけない場合は、寝床を出てリラックス

★ ⑥再び眠たくなったら布団に入る

★ ⑦朝は決めた起床時刻に必ず起きて寝床を出る

⑤〜⑦については、124ページを参照してください。

★ ⑧睡眠と性生活以外に寝床を使わない

よく眠れる人は「寝床＝睡眠」という式が、頭の中にできています。ところが不眠に悩む人は、布団の中で眠れずつらい時間を過ごすうちに、「寝床＝不眠」と考えるようになってしまいます。この考えを直すために、寝床はなるべく眠るためだけに使いましょう。

★ ⑨日中や夕方の昼寝・居眠りはしない

一般的に短時間の昼寝は良いことです。しかし、睡眠スケジュール法を行っているときには我慢して、仕事や学校、趣味など日中の活動を続けてください。日中に長く目覚めていることで睡眠欲求が高まり、夜に眠りやすくなるからです。

★⑩上記の②〜⑨を1週間続ける

睡眠スケジュール法を始めたあとも、睡眠日記は続けましょう。眠れるようになると、日記を見ているだけでうれしくなってきます。うまくいかないときでも、その原因や対策のヒントを睡眠日記から見つけることができます。

★⑪睡眠効率が上がったら、目標睡眠時間を15分増やす

寝床にいた時間のうち、実際に眠れた時間の割合を「睡眠効率」と言います。1週間の総睡眠時間と寝床にいた時間の合計から、1週間の睡眠効率を出しましょう。1週間にわたって寝床にいる時間の85％以上眠れるようになったら、目標睡眠時間を15分増やし、上記の②〜⑨を続けてください。

★⑫睡眠効率が上がらない場合は、目標睡眠時間を変えない

睡眠時間が少なく、85％未満のときは、目標睡眠時間を変えずに上記の②〜⑨を続けてください。睡眠効率が80％以下の場合は、目標睡眠時間を15分減らすこともあります。ただし、目標睡眠時間は5時間を下回らないようにしましょう。

睡眠コントロール法

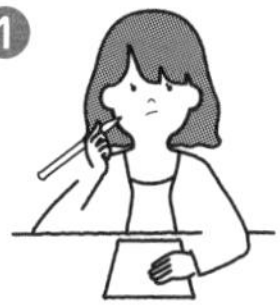

❶ 睡眠日記をつけて、睡眠改善のプランを作る

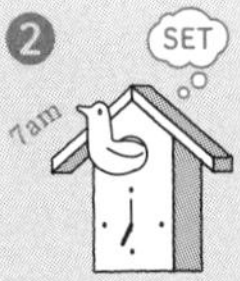

❷ 毎日、ほぼ一定の「起床時刻」を決める

❸ 起床時刻から目標睡眠時間を引いて就寝時刻を決め、実行する

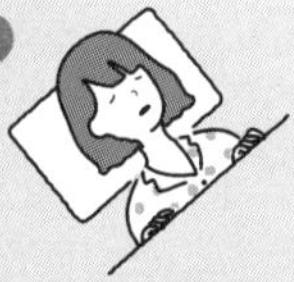

❹ 決めた就寝時刻の前でも、眠たくなったら布団に入って目をつぶる

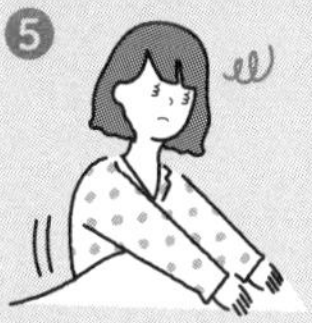

❺ 布団で15分たっても寝つけない場合は、寝床を出てリラックス

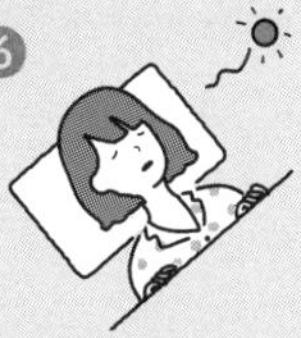

❻ 再び眠たくなったら布団に入る

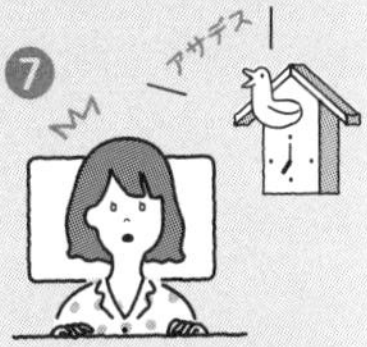

❼ 朝は決めた起床時刻に必ず起きて寝床を出る

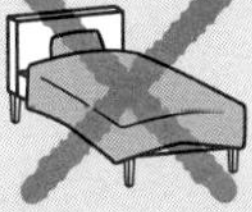

❽ 睡眠と性生活以外に寝床を使わない

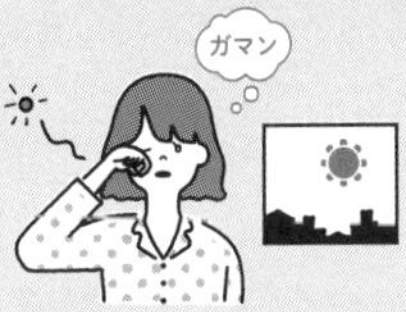

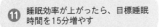

❾ 日中や夕方の昼寝・居眠りはしない

❿ 上記の❷～❾を1週間続ける

⓫ 睡眠効率が上がったら、目標睡眠時間を15分増やす

⓬ 睡眠効率が上がらない場合は、目標睡眠時間を変えない

旅先でぐっすり眠る方法

自分の家ではよく眠れるのに、出張や旅行のときに一睡もできなかった……。そんな経験はありませんか？　旅先など自分の家以外で眠れないときには、枕の見直しが一番大切です。また、眠るまでの行動を一定にする「スリープ・セレモニー（入眠儀式）」も効果があります。さらに、睡眠薬やお酒の力に頼るのもよいですが、飲み方に少し気をつけましょう。

「枕が変わると眠れない」というのは本当でしょうか？

いつも使っている枕と、同じ枕の新品で寝心地を比べた研究があります。それによると、普段使っている枕の方が、睡眠の質が良いことが分かりました。おそらく、使っているうちに素材が弱って部分的にくぼみ、自分の頭の形に合うようになったためだと思われます。

また、自分のにおいがしみ込んだ枕で眠る方が、安心できて眠りやすいのかもしれません。旅行などで枕が変わると眠れない人は、自宅の枕を持っていくか、少なくともいつも使っている枕カバーを旅先でも使うと、眠りやすくなりそうです。

また、宿泊先の枕がしっくりこないときには、高さの調整が必要かもしれません。そんなときには、16号整形外科の山田朱織院長が提唱されている方法をおすすめします。

横向きに寝て、顔の中心を通る線と胴体の中心を通る線が、一直線になるのが理想の枕の高さです。横向きに寝たときに、首が左右に曲がっている感覚がなければOKです。枕が合わなければ、ホテルや旅館に相談するか、タオルやバスタオルで高さを調整してみてください。

枕の詳しい調整法は、143ページをご参照ください。

眠る気分を盛り上げるには、「スリープ・セレモニー」が効果的です。

眠る前に決まった行動をとると、寝つきが良くなります。この行動を「スリープ・セレモニー」あるいは「入眠儀式」と言います。入眠儀式を行うと、昼の神経である交感神経から、夜の神経である副交感神経への切り替えがスムーズに行われて、眠る準備ができます。

例えば、ぬるめのお風呂にゆっくり入って、パジャマに着替えて歯を磨き、軽くストレッチングをして寝床に入り、「おやすみなさい」とつぶやいて目を閉じる。このようなスリープ・セレモニーを普段から行っておいて、旅先でも同じように行動すると、リラックスできて自然に眠りやすくなります。

市販の睡眠改善薬や寝酒には、注意が必要です。どうしても眠れないときは、薬局で買える「睡眠改善薬」を使うのもひとつの手です。特に風邪薬や花粉症・アレルギーの薬で眠くなる人には、効果が高いです。薬が効いてくると急に強い眠気に襲われることがあるので、安全のため薬を飲んだら、すぐに布団に入りましょう。

寝酒は、洋の東西を問わず見られる文化です。確かにお酒を飲むと、寝つきが良くなります。しかし、アルコールは血液中の濃度が薄くなると、覚醒効果を発揮します。そのため、睡眠の後半では眠りが浅くなり、睡眠全体としては質が悪くなります。

お酒を飲むなら、適量を眠る3時間前までにしておきましょう。そうすれば眠るまでにアルコールが分解されるので、睡眠に悪影響が少なくなります。適量とは、体重60kgの成人男性で日本酒は1合、ビールは500㎖、ワインはグラス2杯までです。女性や高齢者はアルコールの分解が遅いので、これの半分くらいが適量です。

ぐっすり眠る準備をして、旅行を楽しんでください。

子どもの寝かせ方

最近50年間で、日本の大人の睡眠時間は1時間も短くなりました。この間、子どもの夜型化もすすみ、睡眠時間が削られてきています。

日本小児保健協会の調査によると、夜10時以降に就床する3歳児の割合は、1980年に22％でしたが、1990年には36％、2000年は52％と過半数を超えてしまいました。1990年に行われたオーストラリアの調査では、夜10時以降に床に就く25〜38カ月児はわずか4％でしたから、いかに日本の子ども達が夜更かしか分かります。

特に夜型の幼い子どもは、大きな問題です。夜間の睡眠不足のため、幼稚園などの昼寝のときに起こさないと目覚めない子どもほど、指差しが遅く、話せる言葉の数が少ないことが分かっています。

また、就寝時刻が遅い12カ月児は、言語理解とバイバイができず、起床時刻が遅い20カ月児は、積み木2個を積むことができません。これらのことは、夜型の乳幼児は、精神運動の発達が遅れていることを示しています。

睡眠不足は、いわゆる「キレやすい子ども」の増加の原因でもあります。穏やかな心を保つためには、「セロトニン」という脳内物質が重要です。攻撃的あるいは衝動的な行動が目立つ人では、脳脊髄液の中のセロトニン関連物質が少ないことが知られています。

セロトニンはリズムがある運動をすると増えるのですが、夜更かしだと日中に時差ぼけ状態であまり運動せず、脳の中のセロトニンが減ってしまいます。そのため睡眠不足の子どもは、攻撃性が増したりイライラ感が強まったりしてキレやすくなるのです。

どうして子ども達は、夜更かしするようになったのでしょうか？　夜遅くまで起きている理由を聞いたところ、「なんとなく」や「家族が起きているから」という答えが多くを占めました。

子どもは、夜になれば自然と眠るわけではありません。誤解を恐れずに言うと、子どもの夜型化の最大の原因は「しつけ不足」と言えます。

子どもは、親の姿を見て育ちます。親が遅くまで起きている家庭の子どもは、就床時刻が遅い傾向にあります。子どもの健やかな成長を願うのなら、子どもの眠るべき時刻に一

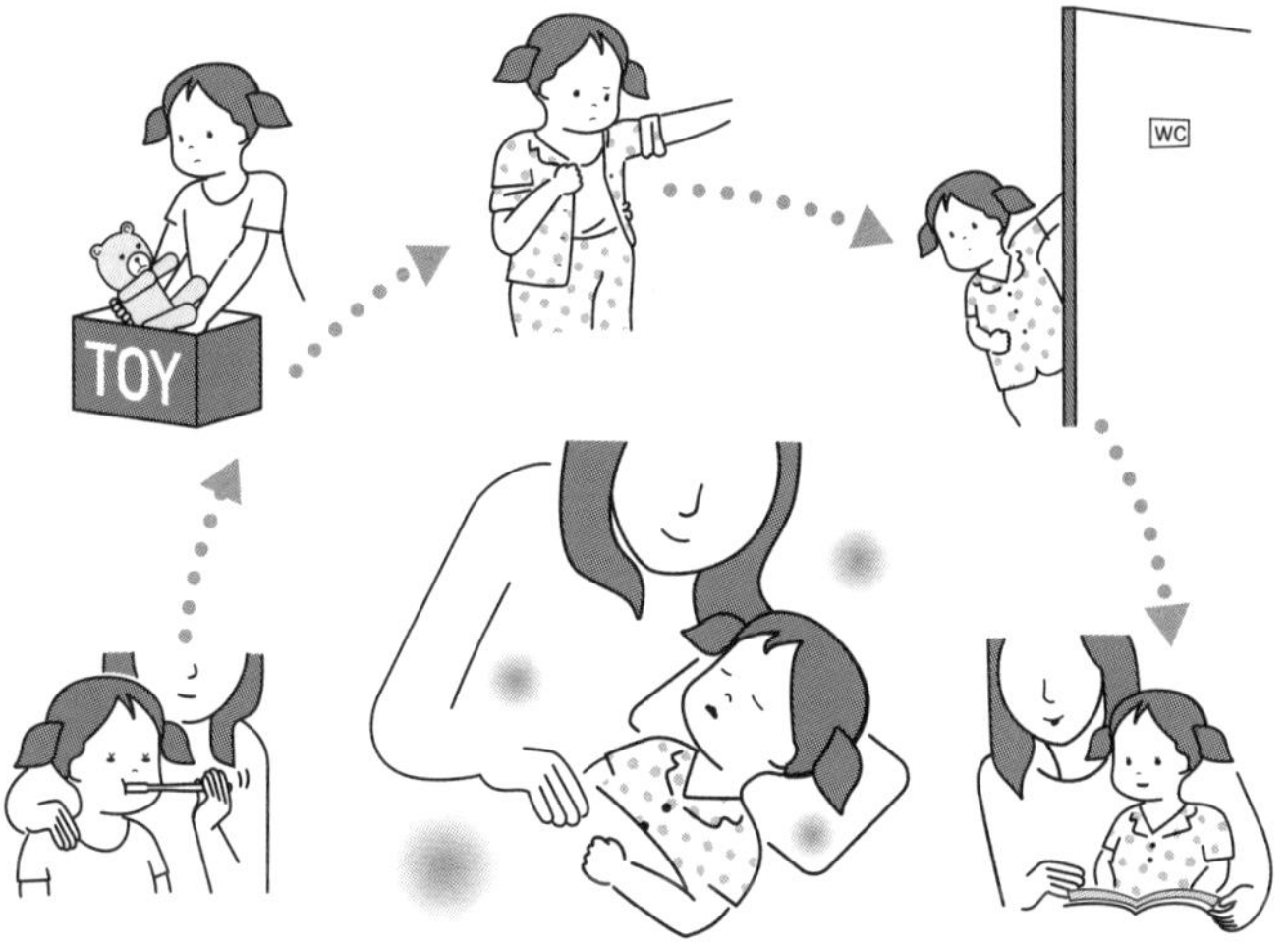

緒に寝てあげるのがベストです。子どもが寝ついたら大人だけ起きても良いでしょうし、この際、大人も朝まで眠れば、朝型人間に変われるかもしれません。少なくとも、家庭で睡眠の大切さを話し合い、子どもが布団に入る時刻を決めて、きちんと守るように家族で見守ってあげましょう。

なかなか眠ってくれない子どもには、「スリープ・セレモニー」を試してください。例えば、「歯磨き→おもちゃの片づけ→パジャマに着替える→トイレ→ぬいぐるみにおやすみと言う→家族におやすみを言う→本の読み聞かせ→明かりを消して添い寝」のように、眠るまでに決まったことをすると、だんだん心身の眠る準備が整います。家の中をあちこち移動するので、「おやすみツアー」と呼ぶ人もいます。

また、小児科医や保育関係者らが作る「子どもの早起きをすすめる会」では、「夜更かしを防ぐ3つの基本」を提唱しています。こちらも参考にしてください。

- **朝の光を浴びて生体リズムを調整しましょう**
- **早起きと昼間の活動量を増やすことで、生活リズムを整えましょう**
- **子どもの睡眠環境を守るのは、大人の責任です**

睡眠薬の止め方

睡眠薬は飲むタイミングが重要です。

医師が処方する睡眠薬の多くは、飲んでから10～30分で催眠効果が現れます。そのため、睡眠薬は眠る直前に飲み、薬を飲んだらすぐに寝床に入るようにしてください。

ハルシオンやレンドルミンなどのベンゾジアゼピン系睡眠薬には、脱力やふらつき、異常な行動、記憶喪失などの副作用があります。一方、ベンゾジアゼピン系睡眠薬を飲むと、約1時間で血液中の薬の濃度がピークになります。

ですから、このタイプの睡眠薬を飲んだらすぐに布団に入らないと、薬の副作用が起こる危険性があります。特に高齢者は、睡眠薬を飲んだあとにふらついて転んでしまうと、股関節や背骨を骨折して入院や手術になる恐れがあるため注意が必要です。

飲むタイミングにも気をつけてください。夕食のすぐあとに飲むのは良くありません。

胃腸に食べ物があるときに睡眠薬を飲むと、薬の吸収が遅れて催眠効果が十分に発揮されないことがあるからです。

これらのことから、睡眠薬は夕食のあとしばらくたってから、眠る直前に飲んで、薬を飲んだらすぐに寝床に入るのが、正しい飲み方です。

お酒を飲んだあとに睡眠薬を飲む人がいますが、大丈夫なのでしょうか？　睡眠薬とアルコールを一緒に飲むと、寝つきが良くなることは間違いありません。寝ついてからしばらくの間は、深い睡眠が増えて、夢を見るレム睡眠や覚醒時間が減ります。ところが、睡眠の後半では逆に深い睡眠が減って、浅い睡眠やレム睡眠、覚醒時間が増えてしまいます。

睡眠前半の効果は睡眠薬とアルコールの相乗効果です。一方、睡眠の後半で睡眠の質が悪くなる原因は、アルコールが分解されて体から抜けていくことによります。眠っている間に、二日酔いが始まってしまうとも言えるでしょう。

すべての睡眠薬の添付文書には、「できるだけ飲酒は避けること」と書いてあります。睡眠薬とアルコールを併用すると、催眠作用が強くなるだけでなく、ふらつきや物忘れ、おかしな行動などの副作用も強くなり危険だからです。

結論として、「睡眠薬はアルコールと一緒に飲まない」ことを守ってください。

毎晩ではなく、眠れないときだけ睡眠薬を飲んでもよいのでしょうか？

睡眠薬は医師の指導に従って、不眠症状があるうちは毎日きちんと飲むのが原則です。とはいえ、眠れない夜だけ睡眠薬を飲む人も多くいます。

医療機関で処方される睡眠薬の中で、マイスリーなどの「非ベンゾジアゼピン系睡眠薬」は、眠れないときにだけ飲むやり方（頓用・頓服）でも、毎日飲むのと同じくらいの効果が期待できます。一方で、ハルシオンなどの「ベンゾジアゼピン系睡眠薬」は、睡眠薬を飲まなかった夜に不眠症状が悪化することがあるため、飲んだり飲まなかったりするというのはおすすめできません。

寝つきは良いけれど、真夜中に目覚めて困るので、そのときに睡眠薬を飲むという人もいます。この場合は、薬を飲む時刻と量に注意が必要です。遅い時刻に睡眠薬を飲むと、翌朝に起きられない、眠気が残る、午前中に頭がよく働かない、体に力が入らずふらつくなどの症状が見られることもあります。

ですから、夜中に目覚めたときは、起床予定時刻より6〜7時間以上前であれば、作用時間が短い睡眠薬なら飲んでもよいでしょう。しかし、そのあとに飲む場合には、半分以下の量に減らす必要があります。

おわりに

本書を最後までお読みいただき、ありがとうございます。この本に書かれていることをひとつでも実行していただければ、きっとあなたの睡眠が良くなるはずです。できれば、家族や友人などまわりの人にも、あなたの経験を伝えてあげてください。

さて、今年（２０２０年）は、新型コロナウイルス感染症に振り回された年でした。半世紀ぶりに行われるはずだった東京オリンピック・パラリンピックも、延期されました。外出や旅行の自粛により、外食や観光業を中心に経済的な打撃もすごいものがあります。とても残念です。

しかし、良いこともありました。これまで雑誌などの編集者さんに、「最近は睡眠かダイエットの特集をしないと、雑誌が売れない」という話をよく聞きました（半分はお世辞でしょうが）。

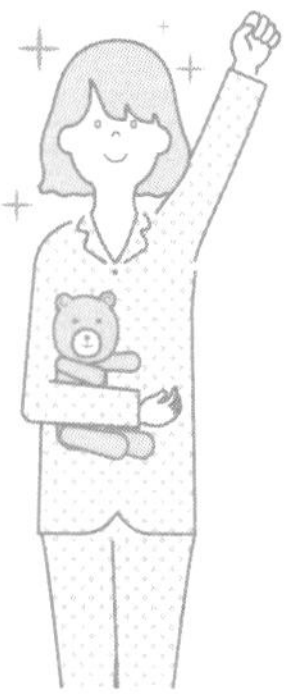

新型コロナウイルス感染症が広まってからは、免疫力を高めるという観点から、さらに睡眠に注目が集まりました。これまでは仕事や家事、遊びのために睡眠時間を削ってきた人たちも、睡眠の大切さに目覚めて睡眠を大事にしてくれるようになったようです。今後もこのような人たちに向けて、睡眠に関する情報を発信していきたいと思います。

最後に、この本を出すためにご協力いただいた方々に、感謝を申し上げます。特に、今回の執筆を提案してくださった総合法令出版株式会社・編集部の松本みなみさんや、中継ぎをしていただいた生活総合情報サイト・オールアバウト広報部の安田美穂さんには、ここでお礼を申し上げます。また、一番感謝したいのは、この本を手にとって読んでいただき、内容を実行していただいた読者の皆さんです。本当にありがとうございます。一緒に睡眠大国・日本を作っていきましょう。

2020年秋　紅葉が始まった金沢にて　坪田聡

坪田　聡（つぼた・さとる）

日本睡眠学会所属医師・医学博士・雨晴クリニック副院長
1963年、福井県生まれ。日本コーチ協会、日本医師会に所属。医師として診療にあたる中で、睡眠障害がほかの病気の発症や経過に深く関係していることに気づき、高齢者を中心に睡眠障害の治療を開始。その後、治療から予防に重点をシフトし、「快眠で健康な生活を送ろう」というコンセプトのもと、睡眠の質を向上させるための指導や普及に努める。2006年に生涯学習開発財団認定コーチを取得し、睡眠コーチングを創始。2007年から総合情報サイト「All About」の睡眠ガイドとして、インターネット上で睡眠情報を発信。日本医師会認定産業医として、睡眠を糸口とした職場のメンタルヘルス対策についての講演も行っている。テレビ東京系「たけしのニッポンのミカタ！」への出演や雑誌への寄稿など、メディアからも注目を集めている。著書に、『脳も体も冴えわたる 1分仮眠法』（すばる舎）、『朝5時起きが習慣になる「5時間快眠法」——睡眠専門医が教えるショートスリーパー入門』（ダイヤモンド社）、『快眠ごはん 眠れるカラダを食事でつくる』（海竜社）などがある。

女性ホルモンが整う
オトナ女子の睡眠ノート

2020年11月22日　初版発行

著　者　坪田　聡
発行者　野村直克
発行所　総合法令出版株式会社
〒103-0001　東京都中央区日本橋小伝馬町15-18
EDGE小伝馬町ビル9階
電話　03-5623-5121
印刷・製本　中央精版印刷株式会社

落丁・乱丁本はお取替えいたします。

ISBN 978-4-86280-772-4
総合法令出版ホームページ　http://www.horei.com/